세상에서 가장 쉬운 치유 EFT

TAPPING YOUR TROUBLES AWAY WITH EFT by Annie O'Grady
Copyright ⓒ 2011 by Annie O'Grady All rights reserved.
Korean translation copyright ⓒ 2015 by Gimm-Young Publishers, Inc.
This Korean edition was published by arrangement with Annie O'Grady.

세상에서 가장 쉬운 치유 EFT

1판 1쇄 인쇄 2015. 9. 25.
1판 1쇄 발행 2015. 10. 2.

지은이 애니 오그레이디
옮긴이 박강휘

발행인 김강유
책임 편집 박주란 | 책임 디자인 조명이
마케팅 김용환, 김재연, 백선미, 김새로미, 고은미, 이헌영, 정성준
제작 김주용, 박상현 | 제작처 코리아피앤피, 금성엘앤에스, 정문바인텍
홍보 고우리, 박은경, 함근아
발행처 김영사
등록 1979년 5월 17일(제406-2003-036호)
주소 경기도 파주시 문발로 197(문발동) 우편번호 10881
전화 마케팅부 031)955-3100, 편집부 031)955-3250 | 팩스 031)955-3111

이 책의 한국어판 저작권은 저작권자와의 독점계약으로 김영사에 있습니다.
저작권법에 의해 한국 내에서 보호를 받는 저작물이므로 무단전재와 무단복제를 금합니다.

값은 뒤표지에 있습니다. ISBN 978-89-349-7223-5 13510

독자 의견 전화 031)955-3200
홈페이지 www.gimmyoung.com   카페 cafe.naver.com/gimmyoung
페이스북 facebook.com/gybooks   이메일 bestbook@gimmyoung.com

좋은 독자가 좋은 책을 만듭니다.
김영사는 독자 여러분의 의견에 항상 귀 기울이고 있습니다.

이 도서의 국립중앙도서관 출판시도서목록(CIP)은 서지정보유통지원시스템 홈페이지
(http://seoji.nl.go.kr)와 국가자료공동목록시스템(http://www.nl.go.kr/kolisnet)에서
이용하실 수 있습니다.(CIP제어번호 : CIP2015012894)

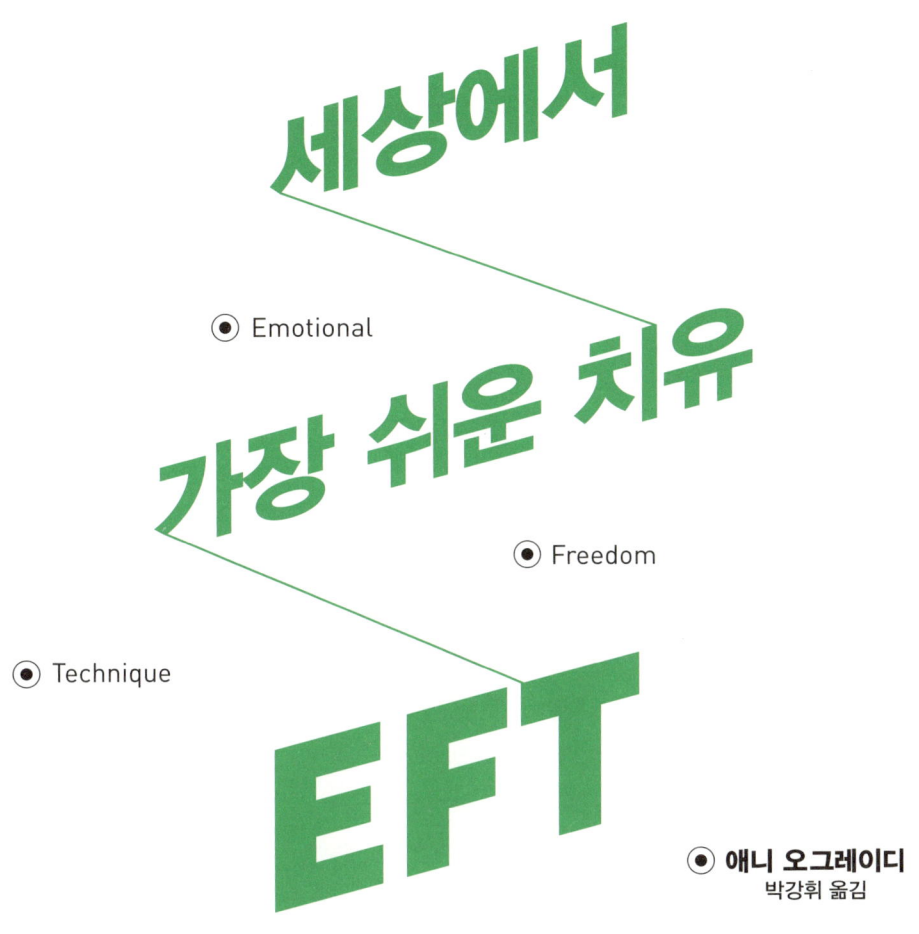

세상에서 가장 쉬운 치유 EFT

- Emotional
- Freedom
- Technique

애니 오그레이디
박강휘 옮김

몸과 마음의 스트레스에서 벗어나는
나를 위한 DIY

김영사

차례

1부   EFT가 과연 도움이 될까?
제1장   태핑이란? ——————————— 8

2부   EFT의 시작
제2장   EFT를 소개하다 ——————————— 30
제3장   불편한 감정이 사라지다 ——————————— 56
제4장   몸의 고통이 사라지다 ——————————— 68
제5장   중독에서 벗어나다 ——————————— 92
제6장   감정과 증상의 원인이 사라지다 ——————————— 104
제7장   불편한 기억을 없애다 ——————————— 120
제8장   뿌리 깊은 트라우마에서 벗어나다 ——————————— 142
제9장   공포증을 극복하다 ——————————— 150
제10장   마음의 불편함이 사라지다 ——————————— 172

3부   EFT의 활용
제11장   태핑으로 목표를 이루다 ——————————— 184
제12장   다른 대상을 위해 태핑하다 ——————————— 196

4부 EFT의 역사
　　제13장　EFT의 기원을 만나다 ──────── 206

5부 더 높은 수준의 EFT
　　제14장　비유를 통해 문제를 해결하다 ──────── 216
　　제15장　다중 인격을 극복하다 ──────── 226
　　제16장　잃어버린 자신의 일부를 되찾다 ──────── 238

6부 내면으로의 여행
　　제17장　또 다른 자아와 만나다 ──────── 256

7부 과학으로 본 EFT
　　제18장　EFT 과학으로 설명하다 ──────── 268

　　부록 ──────── 290

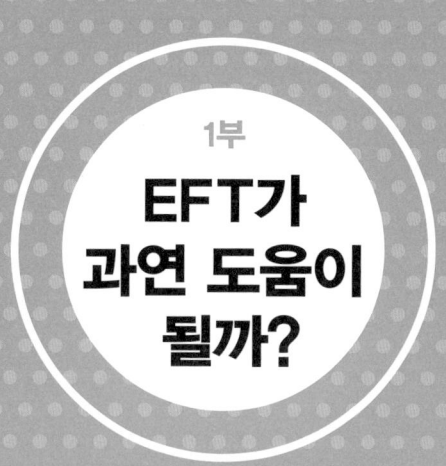

1부
EFT가 과연 도움이 될까?

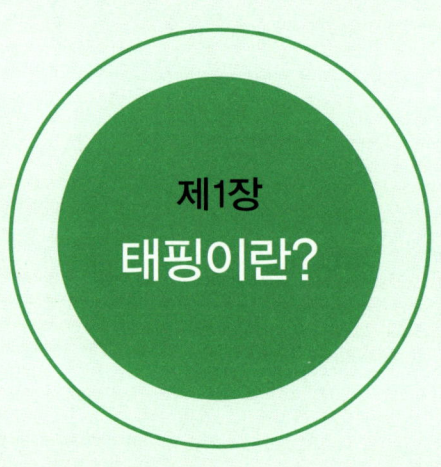

제1장
태핑이란?

상담실에 앉아 있던 젊은 엄마는 자리가 어색한 듯 의자에서 계속 이리저리 자세를 바꾸었다. 그녀는 처음으로 얼굴과 몸에 EFT_{Emotional Freedom Techniques}의 태핑을 몇 라운드 실행한 직후였다. 태핑은 곧 다가올 불편한 친척과의 만남 때문에 몰려온 두려움을 신속하게 말끔히 없애주었다. 그녀는 내게 의심스럽다는 듯이 말했다,

"잘 모르겠어요. 글쎄, 뭐라 말해야 할지 모르겠지만 아무튼 너무너무 좋아요. 믿을 수가 없어요."

그래서 나는 그 친척과의 만남에 대해 다시 한 번 떠올려보라고 했다. 그러자 그녀는 만남을 다시 떠올려도 두려운 감정이 들지 않고, 이제는 그 만남을 견뎌낼 자신감이 생겼다고 했다.

"선생님, 이게 어떻게 가능하지요?"

그녀는 어리둥절해했다.

이 책은 인생에서 걸림돌이 되는 마음의 문제를 해결할 수 있는 탁월한 자가 치유법을 소개한다.

1990년대에 스트레스 제거 요법으로 개발한 EFT는 이후 높은 성공률을 보이며 전 세계적으로 확산되었고, 현재 수백만 명이 적극적으로 활용하고 있다. 이 책에서 소개한 내용은 EFT를 처음 접하는 사람에게 길잡이가 될 것이며, EFT 경험이 있는 사람에게는 자신의 테크닉을 더 발전시킬 기회를 제공할 것이다.

다양한 고통을 완화해주는 EFT는 '에너지 기법'이라는 새로운 글로벌 신체·정신 요법의 선두 주자이다.

에너지 기법이란 에너지를 기반으로 하는 자가 요법과 코칭을 일컫는 용어로, 에너지 장場의 사용과 변화 그리고 조절을 바탕으로 하는 다양한 대체 기법 또는 보완 기법을 말한다. 에너지 기법에서는 인간의 에너지 체계 불균형과 생각, 믿음, 신념, 감정의 에너지가 신체에 미치는 영향을 다룬다.

이 분야에서 저명한 미국 심리학자 프레드 갈로Fred Gallo Ph.D는 《에너지 태핑Energy Tapping》이라는 책에서 태핑을 소개하며 "건강 관련 종사자와 일반인이 좀 더 향상된 삶을 살기 위해 신체의 에너지 체계를 적극 활용하는 방법을 배울 수 있도록 했다"고 말했다.

특정 문제에 대해 생각을 집중한 후, 주요 경락점을 손가락으로 두드리는 EFT를 '태핑 기법'이라고도 부른다. 바늘 대신 손가락으로 하는 침술, 활용 범위가 훨씬 더 넓은 침술이라고 생각하면 이해하기 쉽다. 간단하고 손쉬운 태핑만으로 부정적 감정이 영구적으로 사라지고, 더 나은 방향으로 자연스럽게 생각이 변화하고, 한층 효율적인 행동을 유발한다는 사실은 정말 놀랄 만한 뉴스이다. 또 태핑은 신체적 고통이나 불편함을 단 몇 분 만에 완화하기도 한다. 다음은 EFT 태핑으로 효과를 볼 수 있는 증상들이다.

- 일반 스트레스
- 신체적 고통 또는 불편함
- 정신적 또는 감정적 스트레스
- 다양한 공포증
- 중독
- 흡연 또는 폭식 등의 갈망
- 목표 설정
- 행동 문제
- 신체적·정신적 문제
- 기타 다양한 문제에 활용

태핑을 통해 현재의 기분이나 상황, 몸 상태, 몸의 움직임, 자신을 불편하게 하는 신념·기억·생각, 관심 분야에서의 활동 그리고 성취감 등에서 즉각적으로 효과를 느낄 수 있다. 예를 들면 배우자에 대해 화난 감정이 사라지거나, 감기 증상으로 인한 스트레스가 줄어들거나, 골프 실력이 향상되는 식이다. 게다가 직접 태핑을 할 수 없는 동물이나 아이를 도울 수도 있다.

EFT의 놀라운 장점은 약물과 도구 없이 거의 모든 개인 문제에 적용이 가능한 다목적 치유법이라는 사실이다. 간단한 테크닉을 익히면 언제 어디서나 EFT를 활용할 수 있다.

EFT 태핑은 일반인과 건강 관련 종사자를 중심으로 퍼져 나가 전 세계적으로 수십만 건의 결과를 만들어냈다. 이 결과의 기록들은 임상 자료, 관련 도서들과 매체, 동영상 그리고 라디오 방송 등을 통해 확인할 수 있다. EFT의 광범위한 전파는 미국인 엔지니어이자 인생 코치이며 EFT 창시자인 개리 크레이그Gary Craig의 배려 덕분에 가능했다. 개리는 EFT 시스템을 개발한 후 10여 년간 자신의 웹사이트를 통해 활용 방법을 무료로 전 세계에 배포해왔다. 대부분의 자료는 지금도 www.eftuniverse.com에서 이용할 수 있다.

EFT 설명서는 현재 수많은 언어로 100만 부 이상 유통되고 있다. EFT의 과학적 배경을 포함한 제3 개정판은 적절한 가격에 구매할 수 있으며, www.eftuniverse.com에 다운로드 가능한 설명서 요약본도 있다.

EFT의 핵심과 원리

EFT 기법은 매우 새롭다. 예전부터 존재해온 것이지만 대부분의 사람에게는 생소한 개념이기도 하다. EFT 코치로서 나는 나와 함께한 사람들에게서 놀라운 변화를 자주 목격했고, 테크닉을 제대로 활용했을 경우 그 변화는 영구적이었다. 그래서 여러 가지 사례를 이 책에서 소개하려 한다.

EFT는 잠시 동안 당신의 생각과 느낌에 초점을 맞춘다. 당신의 생각과 느낌은 하루의 분위기와 그 안에서 일어나는 행동에 큰 영향을 미친다. 매일매일 우리가 경험하는 많은 생각과 그로 인해 일어나는 다양한 감정은 때로 불편하기도 하고, 견딜 수 없을 만큼 나쁜 경우도 있다. 이런 현상은 우리가 태어난 순간부터 지속되어왔다. 즉 당신은 지금까지 내내 불편한 감정을 안고 살아온 것이다.

사실 감정 자체는 근본 문제가 아니다. 우리 스스로가 그 감정을 쌓아두는 것이 문제이다. 지금도 수백 수천 명의 사람이 긴장, 분노, 공포, 슬픔, 후회, 감정적 압박 또는 건강 악화 등 불행한 감정에 얽매여 삶을 이어가고 있다.

우리는 인생을 꼭 이렇게 살아야 할까?

인류가 생긴 이후부터 지금까지 누구도 우리에게 나쁜 감정을 갖지 않는 방법을 가르쳐주지 않았다(우리는 20만 년 전부터 존재했다는 호모 사피엔스에 속한 존재라는 사실을 자각하고 있는가?). 물론 사람들은 서로에게 긍정적이고 좋은 조언을 많이 하곤 한다. "기운 내!", "너는 그렇게 느낄 필요 없어", "잊어버려!", "서로를 사랑해" 등등. 하지만 이러한 조언들을 어떻게 실행으로 옮겨야 하는지는 알려주지 못한다. 치료 전문가는 효과적인 방법을 알고 있을 수도 있지만, 일반 사람은 알기 어렵다. 하지만 이제 EFT라는 방법이 개발되었다.

EFT는 30초짜리 과정을 몇 번 반복하는 '말하면서 태핑하기'를 실행한다(제2장 참고). 처음에는 머리와 상체를 톡톡 태핑하는 과정이 어색하고 웃음이 나오기도 하겠지만 계속해보기를 바란다. 태핑 결과는 종종 아주 놀라운 효과를 나타내는데, 초보자도 금방 그 효력을 느낄 수 있다. EFT를 통해 당신을 휘젓는 감정을 진정시키고 평화와 경쾌한 마음을 경험할 수 있다. 심지어 답이 없는 죄책감을 '다음엔 더 잘할 수 있을 거야!' 하는 건강한 다짐으로 바꾸기도 한다. 스트레스성 감정을 느끼고 있다면 태핑으로 그런 감정을 제거할 수도 있다. 더 나아가 이 책에서 소개하는 다양한 태핑 기법을 활용해 신체 에너지에 기반을 둔 깊은 감정이나 부정적 사고방식을 중화하고, 불편함을 없애기도 한다.

개리 크레이그는 EFT가 모든 문제에 대해 모든 사람에게 100% 효과가 있다고 주장하지는 않는다. 다만, 성공 확률이 매우 높은 방법이므로 약물 치료나 수술하기에 앞서 꼭 한번 시도해볼 만한 가치가 있다고 말한다.

네덜란드의 한 남성은 한쪽 다리를 절단하는 수술을 받아야 할 처지에 놓였다. 하지만 EFT 전문가를 만나서 태핑을 한 후 수술을 하지 않고도 남은 인생을 두 다리로 자유롭게 살 수 있게 되었다. 또 미국의 비뇨기과 전문의 에릭 로빈스Eric Robins는 자신의 환자에게 EFT를 10분간 실시한 후, 예정된 수술을 하지 않아도 될 정도로 증상이 호전되었다고 보고했다. 환자에게 특정 감정 문제와 연관된 스트레스를 푸는 방법을 알려주었더니 신체 문제를 스스로 해결한 것이다. 에릭 로빈스는 "EFT는 현재 임상에서 사용하는 방법 중 세계에서 가장 빠르고 효과적인 정신·신체 치유 기법이다"라고 말했다.

EFT가 본인에게 맞는지 확인하는 가장 좋은 방법은 일단 시도해보는 것이다. 개리 크레이그는 당신이 직면한 모든 문제에 EFT를 시도해보라고 권한다. 손해 볼 것은 단 하나도 없다. 오히려 자신의 생명 또는 다른 사람의 생명을 구할 수도 있다. 기록상 EFT를 사용한 가장 첫 번째 사례는 응급처치였다. 요컨대 다른 응급처치 방법이 없는 위기 상황에서 과민 반응 쇼크에 성공적으로 사용했다는 기록이 있다. EFT의 즉각적 사용이 잠재적 자살자를 예방한 기록도 www.eftuniverse.com에서 확인할 수 있다.

EFT 포인트 주의할 점

전문적으로 훈련받지 않은 초보자라면 심각한 질병, 중독, 정신 질환 영역에 대한 치료를 해서는 안 된다.

많은 국제 구호 단체는 세계 곳곳의 재난 지역에서 정신적 외상을 입은 사람들을 돕는다. 'EFT 글로벌' 역시 비영리단체로 자연재해, 내

전, 분쟁 등으로 피해를 입은 사람에게 EFT의 놀라운 효능을 전파하고 있다. 지진의 참상을 겪은 아이티 섬, 전쟁 후유증에 시달리는 르완다 등 수많은 지역에서 EFT를 통해 많은 사람을 돕고 있다. 이제 사람들은 인간관계, 사업, 교육, 스포츠 등 다양한 분야에서 자신의 상황을 개선하기 위해 EFT를 활용하고 있다. 그리고 많은 사람이 EFT를 통해 뇌신경 기능을 개선하고 몸의 건강을 회복했다는 결과를 보고했다.

EFT에 대한 과학자의 신뢰

EFT는 치료 요법에 혁신을 불러일으키고 있다. EFT가 전파되기 시작한 이후 매우 짧은 기간 안에 전문 치료사, 의사, 의학 연구원, 심리학자 등 많은 사람의 지지를 받고 있는 것이다. 세계적 석학들이 공개적으로 EFT를 지지한다는 점도 파급 효과를 높이고 있다. 몇 가지 예를 소개한다.

- "EFT는 훌륭한 효과를 가져온다." -세계적 저자이자 〈타임〉이 선정한 '20세기 아이콘' 디팩 초프라 Deepak Chopra
- "EFT는 유전자 활성, 건강 그리고 행동에 깊은 영향을 주는 간단하지만 강력한 과정이다." -미국의 과학자, 신생물학 운동의 선구자이자

《당신의 주인은 DNA가 아니다》의 저자 브루스 립턴Bruce Lipton

- "EFT는 감정적 트라우마를 제거함으로써 신체적 문제를 치료하는 데 도움을 준다." -《Soul Medicine영혼의학》의 저자이자 의사인 노먼 실리Norman Shealy

- "강연에서 나는 종종 EFT를 불에 비유한다. 단 한 사람의 고통을 완화해줄 수 있으면 그건 좋은 서비스이다. 하지만 우리는 2010년 한 해 동안 무려 몇십만 명의 사람을 고통으로부터 해방시켰다. 양쪽 모두 인류의 역사를 변화시켰다." -《The Genie in Your Genes: Epigenetic Medicine and the New Science of Intention당신 유전자 속의 지니: 후생유전학과 의도의 신과학》의 저자이자 의사인 도슨 처치Dawson Church

에너지 기법은 7개국에서 벌써 과학적 연구 대상이 되었다. 이 새롭고 독특한 자가 치유 기법은 미국 백악관과 국방부를 비롯한 행정부에서도 많은 관심을 보이고 있다.

미국의 국립 외상 후 스트레스 장애 센터National Centre for PTSD에 따르면 현재 외상 후 스트레스 장애에 대한 확정적 치료 방법은 없다. 이 증상은 길게는 몇십 년 동안 지속되기도 하고, 인간관계의 파괴, 각종 중독과 질병, 불면증, 악몽 등 다양한 문제를 초래한다. 아울러 이런 고통을 받는 이들 중 많은 사람이 취업하는 데 어려움을 겪고 있다고 한다. 미국 정부는 외상 후 스트레스 장애post-traumatic stress disorder로 고생하는 참전 재향군인에게 EFT가 도움을 줄 거라고 생각한다.

전 세계에서 외상 후 스트레스 장애와 관련한 다양한 증상으로 해마다 수천 명의 참전 재향군인이 목숨을 잃고 있다. 2005~2010년에만 무려 1,100명의 참전 재향군인이 자살했다. 랜드 연구소Rand Corporation (미국의 민간 연구소로 국방·행정 분야의 독립적인 비영리 연구 기관)는 20%의 참전 재향군인에게 외상 후 스트레스 장애 또는 심각한 우울증이 발병한다고 보고했다. 하지만 EFT 전문가들의 무료 상담으로 수천 명의 재향군인이 회복의 길로 들어섰다. 때로는 전화 상담을 통한 EFT만으로 심리적 외상을 치료한 경우도 있다.

EFT를 시행하는 과정에는 고통이 없다. 그리고 테크닉을 완전히 배우고 나면 자신의 인생을 더욱 능동적으로 이끌어가는 방법까지 알게 된다.

수년 동안 자신을 고통스럽게 한 허리 통증에서 벗어나기 위해 EFT를 시행한 한 사업가가 있었다. 고통의 원인은 아래 척추의 척추피열* 과 관절증arthrosis이었다(관절증은 관절염과 달리 염증이 없는 관절의 퇴화 증상을 말한다). 그녀가 자신이 느끼는 고통과 감정에 대해 몇 번 태핑을 하자 거짓말처럼 통증이 몸에서 사라졌다. 그녀는 "이건 정말 굉장

---

* 척추피열spina bifida: 척추의 등 쪽 가시뼈가 붙지 못하고 분리되어 있는 선천성 기형으로, 척수신경관 장애를 동반하기도 한다.

해요"라는 말밖에 하지 못했다.

　나는 그녀에게 고통이 반복되는 것은 "몸속에 숨어서 계속 문제를 일으키는 감정들을 내려놓으라는 신호"라고 말해주었다.

　EFT 치료가 끝나자 그녀는 세 차례 수술이 필요하다고 진단받은 무릎이 호전되기 시작했다. 그녀를 치료했던 재활의학 전문가는 무릎의 운동 능력을 영원히 상실했다고 진단했지만, 그녀는 전보다 더 편안하게 걸어서 내 방을 나섰고 계속해서 EFT를 활용해 더 많이 움직이도록 노력하겠다고 다짐했다. 내 조언에 따라 그녀는 일주일 동안 하루 10분씩 이 문제에 대해 태핑하기로 약속했다.

당신이 몰랐던 에너지 체계

20세기 후반에 접어들자 서양 사람들은 그동안 받아들이지 않던 인간의(혹은 동물의) 미묘한 에너지 체계 정보를 서서히 인정하기에 이르렀다. 그리고 지난 5,000년 동안 동양의학이 지지하고 사용해온 경락이라는 정보에 동의하기 시작했다. 우리 몸에는 경락이라는 보이지 않는 전자기적 시스템이 존재하는데 이 시스템은 생명의 힘, 즉 '기'가 흐르는 12개의 채널로 구성되어 있다. 경락에 대해서는 중국 황제 시대(기원전 2697~2596년)의 기록으로도 남아 있다.

EFT에서 경락점은 신체의 중요한 경락, 오장육부를 모두 다 태핑하도록 고안되어 있다. 인체의 미세한 에너지 체계인 경락은 부정적 사건을 만나면 쉽게 혼란을 일으킨다. 트라우마, 신체 이상 증세, 부정적 감정 등으로 에너지 순환이 막히면서 건강에 악영향을 미치는 것이다. 이러한 혼란스러운 기의 흐름으로 나타난 증상은 EFT를 포함한 다양한 에너지 기법으로 해결할 수 있다.

그중에서도 EFT는 경락의 에너지 흐름이 균형을 되찾아 최소한 이 책에서 다루는 문제에 대해서는 증상을 완화할 수 있다. 더 심각한 문제는 더욱더 꾸준한 노력이 필요하다. 개리 크레이그는 모든 부정적 감정은 신체 에너지 시스템의 혼란에서 비롯한다고 말한다. 그의 이런 주장은 태핑을 통해 평화로운 마음을 되찾거나 고통이 줄어드는 것으로 증명할 수 있다.

개리 크레이그의 웹사이트 www.emofree.com 에는 전 세계 많은 의사가 치료 사례를 보고하고 있다. 그중 EFT를 시도해 생리학적 변화를 목격한 의사 겸 침술사가 있었다. 그의 환자 중에는 울혈성 심부전으로 고통받는 사람이 있었는데, 그 환자의 맥박은 빠르면서 약하고 불규칙했다. 그는 환자의 부인에게 남편의 얼굴과 몸에 있는 경락점들을 알려주며 그곳을 태핑하라고 했다. 그리고 불과 20초 후 환자의 맥박은 강하고 규칙적으로 뛰기 시작했다.

심신 의학 mind-body medicine은 지난 50년 동안 주목받은 연구 분야였다. 비록 EFT 효과를 과학적으로 완벽하게 설명하긴 아직 어렵지만, 미묘한 에너지 체계와 몸과 마음은 불가분의 관계에 있다는 사실 그리고 EFT 효능 등은 차차 입증되고 있다. 개리 크레이그는 "EFT는 침술 요법이나 지압 요법처럼 경락점을 자극함으로써 효과를 얻는 경락 기반의 치료와 적절한 정신적·감정적 상태를 이루어 건강을 증진시키는 정신·신체 치유라는 두 가지 개념을 잘 연결하고 있다"라고 설명했다.

EFT 포인트 주의할 점

EFT는 다른 치료 과정을 보완하는 치유법이다. 아직 시험 단계에 있으므로 전문적인 심리적, 신체적, 정신적 상담과 치료를 대체해서 사용할 수는 없다.

어떤 도움을 받을 수 있을까?

+ **질문** 몇 번의 태핑과 몇 마디 말로 제 인생이 나아진다는 걸 믿으라는 건가요?

+ **답변** 네, 그렇습니다.

EFT는 얼핏 보면 이상한 개념 같기도 하고 실행하기 어색하게 느껴지기도 한다. 하지만 아무것도 믿을 필요는 없다. 왜냐하면 믿음과 상관없이 EFT는 효능을 발휘하기 때문이다.

당신이 알아차리지 못할지라도 느낌이라는 당신의 감정이 몸을 통해 표현된다. 이는 지금 당신 안에서 실제로 일어나고 있는 현상이다. 모든 신체 현상은 심리적 요소와 연결되어 있고, 모든 심리 현상은 신체적 요소와 연결되어 있음을 각종 과학적 연구 결과가 보여준다. 결국 몸과 마음과 감정은 분리할 수 없다. 몸과 마음 그리고 감정이 합쳐졌을 때 하나의 완전체가 되는 것이다.

부정적 감정과 스트레스는 몸에서 좋지 않은 생화학 물질을 만들어내므로 이 같은 상태가 지속되면 결국 육체적 건강 악화의 원인으로 작용한다.

도슨 처치는 자신의 책에서 "우리가 부정적 감정이나 억울한 마음을 오랜 기간 쌓아두고 있으면 위급한 상황에서 우리를 살리기 위해 분비되는 생화학 물질은 독이 되어버린다. 코르티솔과 다른 스트레스 호르몬에 장시간 노출되면 몸에는 수많은 부정적 징후가 나타난다"(《The Genie in Your Genes》, 2007)고 말했다.

이런 경우 EFT를 활용하면 스트레스는 녹아 없어지고, 그 결과 몸에 있는 긴장과 갈등이 풀어진다. 경험자들은 이렇게 말하곤 한다. "그 고통이 어떻게 그냥 없어졌지? 정말 오랫동안 아팠는데!"

- **질문** EFT는 자가 치료 요법이라면서 왜 전문가가 있나요?
- **답변** EFT 전문가와 코치는 어려운 문제 해결에 도움을 주고, 초보자를 가르친다. 동영상, 인터넷, 또는 책으로 배우는 것보다 전문가에게 직접 배우면 더 정확하고 효과적이다.

EFT 경험이 많더라도 어려운 문제에 직면한 사람이라면 EFT 전문가가 도움이 된다. 심각한 문제를 혼자 해결하기 어렵거나, 자신의 문제에 너무 깊이 빠져 있어 해결책을 찾기 어려운 경우도 전문가의 도움을 받을 수 있다. 같은 기법이지만 최대한의 효과를 얻는 방법에 대해서도 더 많은 정보를 알고 있다. 이메일, 소모임, 영상통화, 전화 등 다양한 매체를 통해 그들의 도움을 받을 수 있다.

책 한 권에 EFT의 모든 것을 담기는 불가능하다. 이 책은 그저 EFT라는 기법을 소개하는 역할에 불과하다. 이 책을 통해 EFT의 기본을 배우고 높은 성공률을 경험하는 사람도 있을 것이다. 하지만 어떤 주제나 문제에서도 90% 이상의 성공률을 거두려면 수년간의 공부와 수련이 필요하다. 의사와 의료업 종사자라면 현재 가지고 있는 자신의 기술과 노하우에 EFT를 접목할 수도 있다. 어린이도 테크닉을 성공적으로 배운다면 친구들에게 가르칠 수 있다.

EFT를 적용할 수 있는 범위는 어디까지일까?

현재로서는 EFT의 활용 범위에 한계가 있지는 않다. 아래는 www.eftuniverse.com에서 배포하는 뉴스레터에 기재된 글의 일부 제목으로, 일반인과 전문가가 지난 20년 동안 기록해온 EFT의 효과를 알 수 있다.

- EFT는 손 씻기 강박을 몇 분 만에 성공적으로 치료했어요
- 의사가 EFT 사용하는 방법
- 요양원에서 뇌졸중 환자 진정시키는 EFT
- 5분 만에 사라진 음식 혐오
- 말기 암 환자가 마지막 날들을 존엄성 있게 보내도록 도와준 EFT
- 학교에서 자폐아를 진정시킨 EFT
- 아기의 불면증을 위한 EFT
- 공공 연설을 두려워하던 변호사가 시의회 의원에 도전하다
- 네 살 아이가 EFT로 스스로 감기 증상을 치유하다
- 집을 파는 데 EFT가 도움을 준 것일까?
- 단 한 번의 과정으로 트라우마를 완전히 제거했어요
- 친구를 위해 EFT를 사용한 어린이
- 14년 만에 후각을 되찾은 학생
- 고양이에게 해준 EFT, 완벽한 배변 훈련이 되었어요

이 밖에 요즘은 즐겁고 건설적인 인생을 방해하는 다양한 아픔과 고통, 잘못된 신념을 바로잡고 개선하기 위해 가족끼리 EFT를 활용하는 경우도 많다. 이러한 방해 요소들은 성장기 아이의 잠재적 가능성을 억제하기도 한다. 자신에게 한번 물어보자. "나는 나의 잠재력을 모두 발휘하며 살고 있나?" 이 질문에 "아니요"라고 대답했다면 이 책이 알려주는 간단한 테크닉으로 해결책을 찾을 수 있을 것이다.

미국의 비뇨기과 전문의 에릭 로빈스에 따르면 의료 문제의 85%는 내 몸이 과거의 스트레스, 트라우마, 걱정 등을 어떻게 처리하고 저장했는지 알려주는 결과물이라고 한다. 아울러 그는 "이러한 문제를 다루고 몸속에서 없애는 가장 효율적인 방법은 EFT이다"라고 했다. 스트레스를 해소하면 더 심각한 질병과 불행을 초래하는 쌓인 감정도 제거된다.

미국 예방의학 잡지 〈American Journal of Preventive Medicine〉 1998년 호에서는 '부정적 유년기 경험'에 대한 미국의 한 연구를 소개했다. 연구 결과에 따르면 어린 나이에 트라우마, 무관심, 학대 등 정신적·감정적 또는 육체적 고통을 겪은 사람일수록 성인이 되어 심각한 질병에 걸릴 가능성이 더 높다. 이는 어릴 적 경험과 성인이 된 후 발병률의 관계를 다룬 아주 큰 연구 중 하나였다. 아동 학대와 가족의 헤어짐을 경험한 1만 7,000명 이상의 참여자에게서 암, 심장 질환, 고혈압, 뇌졸중, 당뇨병, 골절, 우울증, 담배 또는 마약 사용 같은 발병률이 평균 이상 높은 것으로 나타났다.

EFT는 어릴 적 경험한 정신적·감정적 요인을 완화하거나 완전히 제거하는 효과가 있다. 그것도 매우 빠르게. 물론 100% 보장할 수는 없다. 과학의 지원을 받은 EFT 연구는 심각한 질병과 에너지 혼란 관계에 중점을 두며, 질병과 종종 깊은 연관이 있는 감정적 스트레스를 다룬다.

평생 누적된 스트레스 때문에 병원과 요양원에서 고생하는 수많은 노인과 중년층을 생각해보자. 스트레스는 면역 체계를 약화시키고 종류(정신적, 감정적, 육체적)에 상관없이 다른 신체 장기와 시스템에 생화학적 압박을 가하며 각종 부정적 영향을 미친다.

우리 인생에서 에너지를 소진하는 요인은 트라우마일까, 평범한 일상에서 해결하지 못한 부정적 사건일까? 젊을 때는 회복력이 뛰어나 이런 사건에 큰 영향을 받지 않는 것처럼 보인다. 하지만 나이가 들수록 신체적·정신적 충격은 여러 가지 형태로 나타나기 마련이다. 삶을 오래 지속해온 결과가 결국 심각한 질병과 나약한 마음이라는 것은 슬픈 일이다. 하지만 EFT처럼 아픈 기억과 두려움을 없애주고 소진한 에너지를 되찾아주는 고통 없는 치유법이 모든 사람의 건강관리 습관이 된다면 인류의 미래가 달라질지 모른다.

기존의 치료 기법과 EFT의 차이점

- 배우기 쉽고 자가 치유 기법으로 초보자도 활용 가능하다
- 안전하고 비침습적이며 부드럽다
- 효과를 빨리 볼 수 있다
- 활용 범위가 아주 넓다
- 이메일, 영상통화, 전화를 통해서도 가능하다
- 문제의 심각성과 문제가 지속된 기간에 상관없이 적용할 수 있다
- 효능은 대부분 영구적이다
- 부작용이 없다
- 일반인과 전문가 모두 활용할 수 있다
- 어린이도 사용할 수 있고 동물에게도 활용할 수 있다
- 언제 어디서나 가능하고 특별한 도구가 필요 없다
- 21세기 에너지 의학의 결과물로, 다른 전통 치유법에 비해서도 방법이 간단하다

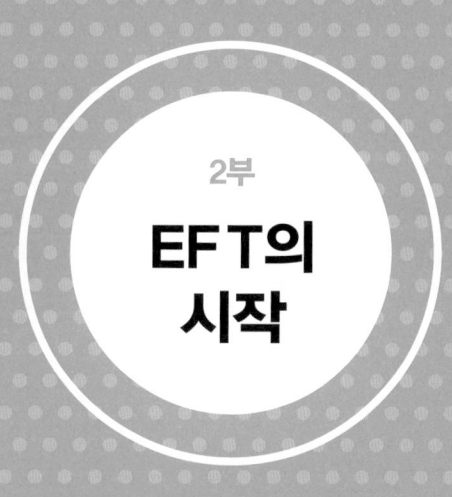

2부
EFT의 시작

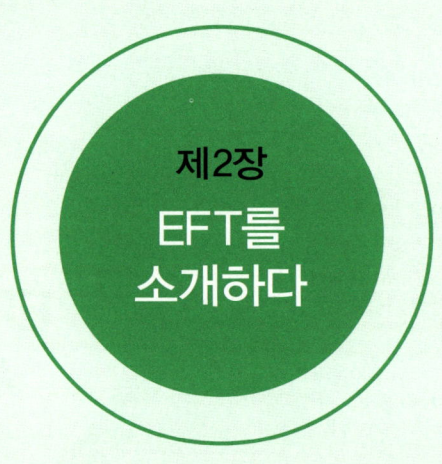

EFT의 창시자 개리 크레이그는 길게는 몇 년씩 걸리는 치료 기간을 몇 시간, 혹은 몇 분으로 줄이는 방법을 찾는 과정에서 비침습적 테크닉인 EFT를 개발했다고 말한다. 실제로 EFT에서 태핑을 하며 말하는 과정은 당신이 안고 있는 문제를 완화하고 에너지 흐름, 즉 경락의 균형을 되찾아준다. EFT 지지자이자 《The Promise of Energy Psychology에너지 심리학의 가능성》의 공동 저자인 미국의 데이비드 파인스타인David Feinstein 박사는 우리 몸의 에너지를 활용하면 신경 반응을 변화시켜 원하지 않는 습관, 적응하지 못한 감정, 자기 제한적 사고방식에 얽매인 뇌의 행동양식을 변화시킬 수 있다고 말했다.

침술만으로도 건강과 감정 상태가 많이 개선되지만, 과거에는 다른 방법을 사용해 경락의 균형을 회복할 수 있는 효과에 대해 전반적으로 잘 알려지지 않았다.

놀라울 정도로 즉각적 효과

에너지 기법의 발견에 기여한 첫 번째 사례는 미국인 심리학자 로저 캘러핸Roger Callahan 박사가 만난 환자의 경우였다. 물 공포증 때문에 박사를 찾아온 메리라는 여성은 공포증을 치료하려고 오랫동안 노력해왔지만 전혀 나아지지 않아 괴로워했다. 어느 날, 박사는 눈 밑의 경락점이 위장과 연관되어 있다는 사실을 기억해냈다. 그리고 메리가 물에 대한 공포 때문에 위장 장애가 생겼다고 이야기했을 때 시험 삼아 메리의 눈 밑을 태핑해보았다. 그랬더니 메리가 갑자기 공포가 사라졌다고 소리치면서 박사의 집 수영장으로 뛰어나갔다. 메리가 수영을 못한다는 사실을 알고 있었기에 걱정스러운 마음으로 따라 나간 박사는 놀라운 장면을 목격했다. 물 가까이도 가지 못했던 메리가 수영장 가장자리에 앉아 발을 담그고 있는 것이었다. 메리는 정말로 물 공포증을 극복해낸 듯 보였다. 수영장에 걸터앉아 황홀한 표정으로 물속에 뛰어들지는 않을 거라며 박사를 안심시켰다(태핑은 사람을 멍청하게 만들지도 않는다!).

캘러핸 박사는 그 발견을 혁신적이고 복잡한 사고 영역 치료인 TFT Thought Field Therapy 체계로 발전시켰고, 그것을 개리 크레이그가 EFT로 간소하게 만들었다.

EFT의 30초 과정은 여러 번 반복하면서 해결하고 싶은 개인 문제나 공포증에 활용할 수 있다. 많은 사람이 1분 또는 한 번의 과정만으로도 효과를 즉각 느끼는 놀라운 경험을 한다. 만약 매우 복잡한 문제를 해결하고 싶다면 더 많은 끈기와 테크닉과 경험이 필요하다.

이렇듯 놀랍도록 빠른 효과를 나타내는 EFT이지만, 때로는 그 효과가 의아하게 느껴질 수도 있다. 단순히 태핑, 즉 두드리는 행동만으로 어떻게 물 공포증이 사라지고, 고소공포증이 없어지는 것일까? 어떻게 단 5분 만에 불안함이 사라지고 마음이 안정될 수 있을까? 어떻게 두통이 순식간에 사라질까? 개인 또는 팀의 테니스, 풋볼, 축구 등 운동 실력이 어떻게 향상될 수 있을까? 어떻게 강아지가 천둥 번개를 무서워하지 않게 되는 것일까?

EFT는 자연스러운 행동의 연장

EFT 효과의 핵심은 바로 다양한 종류의 스트레스에 대응하는 우리의 행동에 있다. 우리는 스트레스를 받으면 스스로를 위로하기 위해 몸에 손을 얹는다. 보통 얼굴, 머리, 가슴, 배를 감싸는 행동을 한다. 우리가 "가슴을 쓸어내린다"라는 표현을 어떤 경우에 사용하는지 생각하면 이해하기 쉽다.

태핑은 결국 우리가 평소에 하는 행동의 연장일 뿐이며, 스트레스로 인한 몸과 마음의 긴장을 풀어주는 과정이다. 스트레스 때문에 EFT를 하던 한 회사의 임원은 회사에서 EFT를 하면 긴장이 너무 풀려 졸게 된다며 미팅이 있는 날에는 EFT를 하지 않기로 했다고 말했다. 나는 그에게 민첩함을 유지하도록 미팅 전날 태핑을 하고, 충분한 수면을 취하라고 권했다. 개리 크레이그가 보고한 사례에서는 불면증을 치유하는 EFT 과정에서 환자가 잠들어버린 적도 있다.

나는 독자에게 EFT에 대해 아무것도 모르고, 믿기 어렵더라도 그냥 시도해보라고 말하고 싶다. 믿음은 사실 아무 관계가 없다. 당신이 믿고 싶은 것만 믿으면 된다. 우리 몸속의 전기적 흐름은 당신이 믿지 않아도 계속 흐르고 있다.

처음 EFT를 시도하는 경우라면 자신의 가장 큰 문제가 아닌, 단순하고 명확한 문제로 시작하는 것이 좋다. EFT를 하다 보면 사실이나 상황을 보는 자신의 마음이 변하는 것을 느끼기도 한다. 에너지 균형을 회복하면서 특정 주제와 연관된 스트레스를 줄이면 대상을 보는 관점이 새롭게 바뀌는 것이다. 불과 몇 분, 몇 시간, 어젯밤, 태핑 전까지만 해도 당신에게 문제였던 것이 더 이상 문제가 되지 않고, 평생 동안 지니고 있던 어려움이나 부정적 관점도 이제는 괜찮아질 것이다. EFT를 꼭 경험해보길 권한다.

EFT 포인트 인지의 전환

어떤 대상에 대한 자신의 마음이 자발적으로, 더 긍정적 방향으로 바뀌는 것을 심리학자들은 '인지의 전환 cognitive shift'이라 부른다. 그리고 이런 현상은 모든 치료의 궁극적 목적이기도 하다.

이제부터 소개하는 과정을 따라 하면서 자신에게 일어나는 변화에 집중하기 바란다. 또 이 장을 끝까지 읽고 EFT 테크닉을 이해한 뒤 본격적으로 태핑을 시도해보기를 권한다.

기본 EFT

+   1단계: 태핑 문제 정하기

어떤 일로 스트레스를 받는지 문제를 명확하게 정한 뒤, 간단한 문장을 만든다. 예를 들어 감정적 불편함, 그중에서도 불안감을 느낀다고 가정해보자. 불안하다는 표현 대신 자신이 느끼는 대로 '화났다', '슬프다', '두렵다', '우울하다' 등으로 표현을 바꿔도 좋다. 하지만 '나는 항상 불안함을 느낀다', '나는 내 건강에 대해 불안하다', '나는 태어날 때부터 불안했다' 식의 일반적이고 뭉뚱그린 문장은 좋지 않다. 무엇 때문에 불안한지 구체적으로 표현해야 한다.

좋은 예
- 나는 나에게 맞는 직업을 못 찾을까 봐 불안하다.
- 내 친구가 나와 말을 하지 않아서 불안하다.
- 나는 다음 주에 있을 공연 때문에 불안해 미칠 것 같다.

+   2단계: 문제에 대한 지금의 고통지수 측정하기

그 문제 때문에 지금 받고 있는 스트레스가 얼마나 큰지 고통의 강도로 가늠해본다. 고통지수를 0~10의 범위에서 정하고 자신의 고통지수가 어디에 해당하는지 점수를 매긴다. 10이 가장 스트레스를 많이 받는 상태이다.

+ **3단계**: 확언(문제를 요약하는 문장)을 만들고 말하기

확언은 문제와 그에 대한 긍정적 진술을 포함하므로 문제를 중심으로 만들면 된다.

"나는 나에게 맞는 직업을 못 찾을까 봐 불안하지만, 이런 나를 받아들인다(또는 나는 이런 나를 받아들이고 싶다)."

확언을 세 번 소리 내어 말하면서 동시에 한 손의 손가락을 모아 그 끝으로 다른 손의 손날을 계속 태핑한다. 손날은 태권도에서 벽돌 격파를 할 때 내려치는 손의 부위를 말한다. 이 부위가 바로 주요 경락점 중 첫 번째이다.

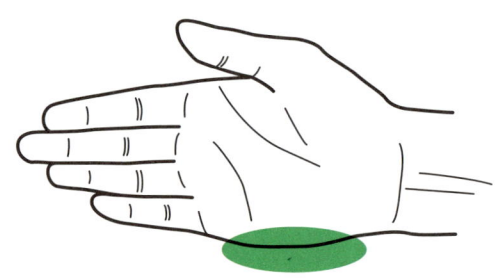

+   4단계: 연속적인 태핑 타점

문제에 대해 확언이나 요약한 단어를 말하면서 정수리부터 시작해 다음에 나열한 타점들을 양손의 두세 손가락으로 각각 일곱 번 정도 태핑한다. 예를 들면 "다음 주의 공연 때문에 불안하다"고 말하면서 타점들을 태핑한다.

타점의 순서는 크게 중요하지 않으며 편의를 위해 나열한 것이다.

① 정수리(백회): 귀에서 위쪽으로 일직선 상에 있는 정수리 부분(EFT 창시자인 개리 크레이크가 처음에는 사용하지 않은 타점이었다. 선택적으로 사용하면 된다)

② 눈썹 시작점: 코 위의 눈썹이 시작하는 부분

③ 눈 가장자리: 양쪽 눈 가장자리의 뼈가 튀어나온 부분

④ 눈 밑: 광대뼈 바로 위쪽 눈 바로 밑

⑤ 인중: 윗입술 위쪽 코 밑

⑥ 턱 중간: 턱의 가운데 튀어나온 부분 바로 위

⑦ 쇄골 밑: 목 밑에 위치한 쇄골 뼈의 아랫부분

⑧ 겨드랑이 아래: 양쪽 겨드랑이 아래. 여성의 경우 브래지어 라인이 지나가는 높이

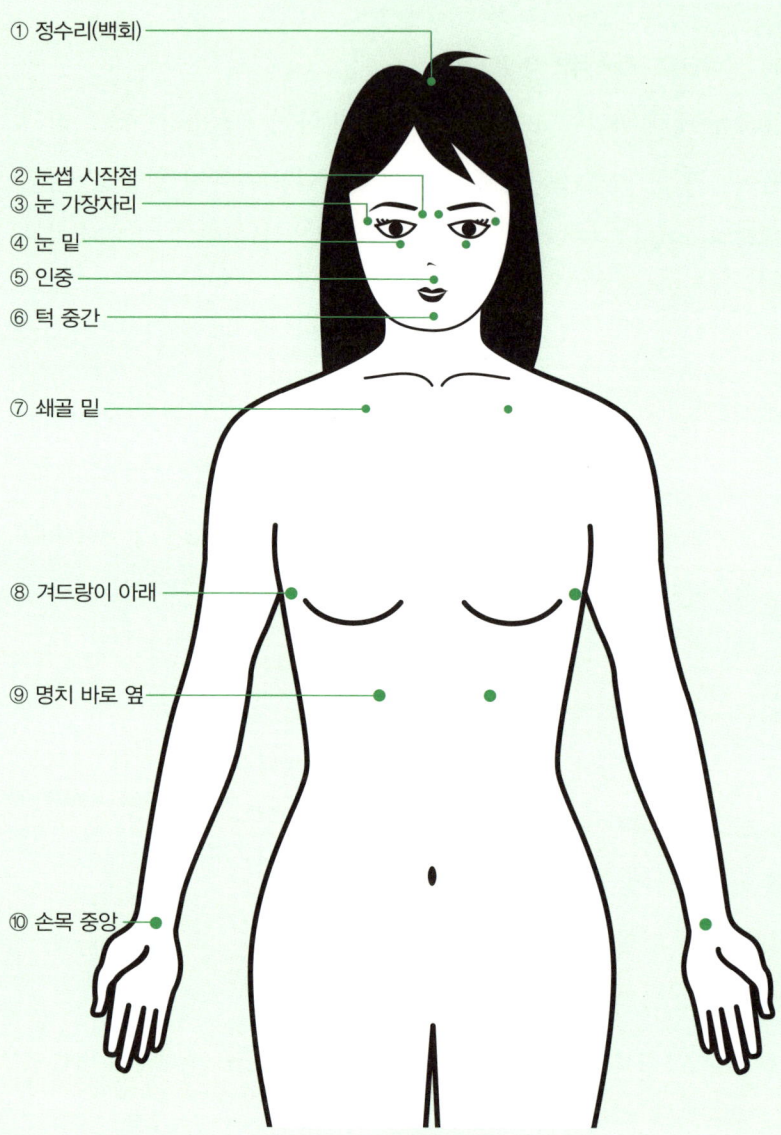

태핑 포인트

이 밖에 추가로 많이 태핑하는 부위는

⑨ 명치 바로 옆

⑩ 손목 중앙: 양쪽 손목의 안쪽 부분(시계를 착용하는 부분을 다른 한 손으로 태핑)

+ 손가락 타점: EFT에 숙련된 많은 사람은 머리부터 시작해 몸의 타점을 태핑한 후, 아래 손가락에 표시한 타점을 모두 태핑하면서 과정을 마무리하는 것이 가장 효과가 높다고 말한다. 한 손의 검

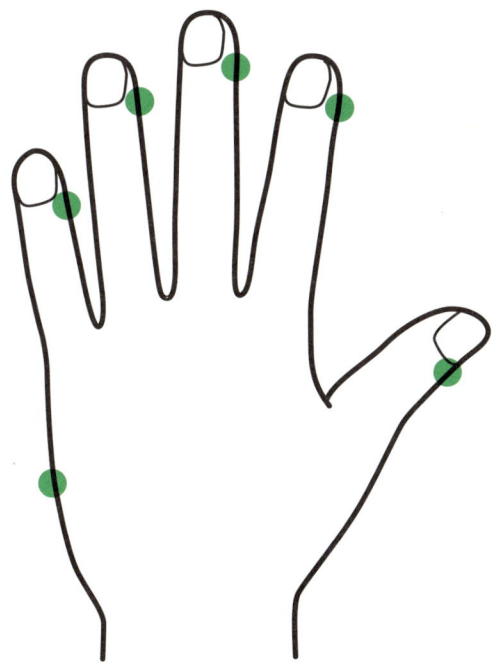

지손가락 끝으로 다른 손의 타점들을 태핑한다.

EFT 포인트 한 라운드 태핑

확언을 반복해 말하면서 손날 태핑을 세 번 반복한다. 그 후, 요약한 단어나 확언을 반복해 말하면서 온몸의 다른 타점들을 모두 태핑하면 한 라운드가 끝난다. 첫 라운드 후에는 처음의 확언을 한 번만 말하면 된다.

+ **5단계**: 고통지수 다시 측정하기

온몸과 손에 위치한 타점들을 태핑하며 몇 라운드 진행한다. 그런 다음 이제 감정의 고통지수가 0~10 중 어느 정도인지 다시 평가한다. 이는 스트레스가 줄었는지에 대한 척도가 된다. 처음과 같을 수도 있고 간혹 더 높아지기도 하지만 대부분 한 단계 이상 낮아진다.

이 수치를 비교하는 자체만으로도 스트레스가 줄어드는 것을 느낄 수 있다. 수치가 같거나 더 높아졌다면 태핑을 한 라운드 더 진행한다. EFT를 경험할수록 이런 상황에 대한 대처 능력도 높아진다.

+ **6단계**: 반복하기

감정의 고통지수가 0(완벽하게 평온한 상태)이 될 때까지 2~5단계 과정을 반복한다.

반복 라운드에서는 확언 문장에 '아직'이라는 단어를 사용해도 된다. 예를 들면 "나는 아직 이 불안함이 남아 있지만"이라고 말한다.

+ **7단계**: 마지막으로 시험하기

이제 마지막으로 불편한 감정이나 느낌이 남아 있는지 결과를 테스트한다.

처음에 확언으로 만든 문제를 다시 소리 내어 말해본다.

"나는 _____ 때문에 불안하다."

말하는 동안 느낌은 어떤지, 몸의 반응은 어떤지, 마음은 무엇을 말하는지를 집중해 확인한다.

아직도 몸과 마음 상태가 완벽하게 평온하지 않다면 다시 남아 있는 느낌이나 긴장을 구체적으로 말하면서 태핑한다. 예를 들어 복부에 고통지수 4 정도의 화끈거리는 느낌이 남아 있다면 "나는 배에 화끈거림이 아직 남아 있지만, 이런 나를 받아들인다"라고 소리 내어 말하면서 태핑한다.

마침내 고통지수가 0이 되어 몸과 마음이 완벽하게 편안해졌다면 태핑이 성공적으로 끝난 것이다. EFT 전문가들은 그 후에 "제거한 부정적 또는 불편한 감정에 대해 다시 한 번 불안을 떠올려보세요"라고 종종 권유한다. 그러면 대부분의 사람은 "생각이 나지 않습니다" 또는 "더 이상 상관없네요" 등의 답을 내놓는다. 태핑으로 사라진 특정 문제는 더 이상 당신을 괴롭히지 않을 것이다. 이 효과는 영구적이다.

EFT 포인트 　**마음의 변화**
그 문제에 대해 새로운 관점(인지의 변화)이 생겼는지 확인해보자. 불과 몇 분 만에 마음의 변화가 생기지 않았는가?

이제 당신은 EFT의 가장 기본 테크닉을 배웠다. 앞서 소개한 일곱 단계는 EFT 48개 과정의 기본으로, 당신이 많은 문제에 EFT를 적용하는 바탕이 될 것이다. 기본 과정만으로도 쌓인 감정을 푸는 효과적인 길이 열린다.

에너지 기법은 사람의 고통을 덜어내는 새로운 방법이다. 이로써 불편한 감정, 정신적 또는 육체적 증상을 즉각적이면서 능동적으로 해결할 수 있다. 게다가 5~10분 정도만 교육받으면 누구나 할 수 있기에 세상에서 가장 쉬운 치유법이다. 교육 내용을 인터넷에서 무료로 받을 수도 있다. 당신을 위한 특별한 솔루션이 될 것이다.

기본 EFT에 대한 궁금증

어느 곳을 태핑해야 할까?

한 손의 손가락을 모아 그 끝으로 다른 손의 손날을 태핑하거나, 두 손으로 몸의 양쪽 포인트를 태핑하면 된다. 양쪽을 동시에 태핑하는 것이 더 효과적이라는 증거는 없지만, 두 손으로 태핑하면 기분이 더 좋아지기도 한다.

같은 타점을 몇 번 태핑할까?

문제를 요약한 문장을 세 번 말하는 동안 손날을 계속 태핑한다. 그리고 다른 타점들은 최소 일곱 번씩 태핑한다. 그렇다고 횟수에 집착하며 정확하게 셀 필요는 없다. 한두 라운드 세면서 태핑한 후에는 비슷한 태핑 횟수와 속도를 유지하면 된다.

어떤 문제에 도움이 될까?

몸과 마음에 고통이나 불편함을 느낄 때, 스스로 문제가 있다고 느낄 때, 머리가 복잡할 때 태핑을 활용한다. 아주 심각한 문제가 있다면 앞에서 소개한 일곱 단계 방법으로 매일 태핑하면 효과적이다. 처음 시작하는 사람이라면 EFT 전문가와 상담하는 중간중간 태핑하거나 하루 일과를 시작하고 마칠 때 태핑하길 권한다. 이 책 후반부에 나오는 다른 테크닉을 응용해도 좋다.

항상 특정 문제를 떠올리며 태핑해야 할까?

항상 그런 것은 아니다.

- 만약 압도적으로 부담을 느끼는 문제가 있거나 매우 슬픈 일이 있다면, 그걸 생각하면서 말을 하지 않고 모든 타점을 순차적으로 태핑한다. 태핑은 몸과 마음을 안정시키고 에너지 체계의 혼란을 사라지게 한다.

- 만성적 불안이라면 주제와 상관없이 두근거림 등의 신체 증상이 반복되는 것이므로 특정 원인을 떠올리며 말하지 않아도 된다. 말없이 원하는 만큼 여러 라운드 태핑한다. 어떤 사람은 텔레비전을 보면서 태핑하기도 한다. 하지만 어느 시점에서는 특정 기억과 감정에 대해 태핑이 필요하긴 하다.

- 호주의 EFT 전문가 데이비드 레이크David Lake 박사에 따르면 말하지 않고 지속적으로 태핑하는 것만으로도 몸의 시스템이 진정된다고 한다. 그는 손가락에 있는 타점(39쪽의 태핑 포인트 그림 참고)만 계속 태핑해도 효과가 있다고 했다.

    ① 두 손으로 하는 방법: 한 손의 검지손가락으로 다른 손의 손가락 타점들을 태핑한다.

    ② 한 손으로 하는 방법: 한 손을 수직으로 세운 다음 엄지손가락으

로 나머지 네 손가락의 손톱 주변을 태핑한다.

③ 계속 반복한다: 공공장소 등 본격적으로 태핑하기 어려운 장소에서 스트레스를 많이 받았다면 손가락 태핑을 반복해 마음을 진정시켜보자.

너무 많은 라운드를 태핑하면 해롭지 않을까?

그렇지 않다. 횟수는 상관없다. 하지만 명확한 의도를 가지고 태핑을 했는데 결과가 전혀 나타나지 않는다면 멈춰야 한다. 이는 좀 더 EFT 테크닉에 대해 알아보고 다시 시작해야 한다는 의미이다.

확언이나 문제를 소리 내어 말하는 방법이 정해져 있을까?

EFT를 할 때에는 고통받고 있는 문제에 집중해 문제를 간략하고 명확하게 말해야 한다. 그러다 보니 가끔은 자신의 문제가 무엇인지 명확하게 알아내는 것을 어려워하는 사람도 있다. EFT 전문가 캐럴 룩스Carol Looks 박사는 이런 사람에게 "그냥 느끼는 그대로 사실만 말하세요"라고 조언한다. 만약 어떤 단어나 문장으로 표현해야 할지 어려울 때는 당신의 친한 친구가 "도대체 뭐가 문제야?"라고 물어봤다고 상상한다. 그럼 아마 다음과 같은 대답을 할 것이다.

- 카드 청구액이 너무 많이 나와서 걱정돼.

- 남편이 내 말을 전혀 듣지 않아서 너무 화가 나.
- 아버지가 돌아가신 후 맞이하는 첫 성탄절이야. 그래서인지 너무 우울해.

그러면 EFT 확언은 아래와 같이 표현할 수 있다.

+ **확언** 나는 너무 많은 카드 청구액 때문에 정말 걱정되지만, 이런 나를 받아들인다.

더 효과적인 방법은 "그리고 이런 나를 마음속 깊이 완전하게 사랑한다" 같은 문구를 추가하는 것이다. 필자는 가끔 "항상 그렇지는 않지만"을 덧붙인다.

+ **요약** 카드 청구액 때문에 걱정된다.

+ **확언** 나는 남편이 내 말을 전혀 듣지 않아서 몹시 화가 나 있지만, 이런 나를 받아들이고 사랑한다.

+ **요약** 남편에게 화가 난다.

+ **확언** 아버지가 돌아가시고 안 계시는 성탄절이 정말 우울

하다. 하지만 이런 나를 받아들이고 사랑한다.

+ **요약**　우울하다. 혹은 아버지가 돌아가셔서 우울하다.

EFT로 혼란 또는 스트레스라는 감정의 구름을 저 멀리 날려버리자. 그리고 새로운 생각, 해답, 관점이 자연스럽게 들어올 수 있는 공간을 만들자.

기본 방법에 익숙해지면 확언 또는 요약에 문제와 관련 있는 다른 단어를 추가해 더 깊은 공감을 이끌어낼 수 있다. 예를 들면,

- 새로 온 직장 상사가 나를 싫어할까 봐 걱정되지만, 이런 나를 받아들이고 마음속 깊이 완전하게 사랑한다.
- 새로 온 직장 상사가 기분이 좋지 않아 보이고, 그의 감정이 내 자신감에 악영향을 미쳐 그가 나를 싫어할까 봐 걱정되지만, 이런 나를 받아들이고 마음속 깊이 완전하게 사랑한다.
- 새로 온 직장 상사가 기분이 좋지 않아 보이는데, 예전에 종이를 던지던 어느 상사를 떠올리게 한다. 내가 그때 종이를 다시 그 상사에게 던졌더니 그는 나를 해고시켰다. 다시 그런 일이 일어날까 봐 걱정된다. 하지만 이런 나를 받아들이고 마음속 깊이 완전하게 사랑한다.

+ 요약의 변화   요약의 형태를 바꿔서 할 수도 있다. 태핑하는 동안 연관 있는 생각이 떠오르는 대로, 하소연하듯이 타점마다 다른 말을 하는 것이다. 예를 들면,

"저 상사는 무서워 보여…… 나는 과거에 어이없는 실수를 한 적이 있어…… 내가 커피를 쏟으면 어떻게 하지?…… 저 사람이 내게 소리 지르지 않았으면…… 잠깐 화낼 수도 있겠지…… 그가 나를 해고할지도 몰라…… 나는 정말 불안하다."

태핑을 하면서 왜 부정적 내용을 말해야 할까?

없애고 싶은 감정을 계속 반복해 말하는 것이 EFT가 다른 전통 치료법과 다른 점 중 하나이다. 보통 다른 치료에서는 부정적 문장이나 부정적 확언을 일부러 반복하지 않는 점에서 EFT가 특별하다고 할 수 있다. EFT에서는 부정적 문장을 얘기하면서 자신의 문제를 받아들이고 인정하도록 만든다. 문제를 받아들이고 싶지 않더라도 이 과정은 쌓인 감정을 해소하는 데 매우 중요한 단계이다. 문제를 인정하면서 동시에 혼란스러워진 에너지 흐름을 없애는 과정이기 때문이다. 결과적으로 부정적인 것은 점차 녹아 없어지고, 그 후 긍정적 효과가 나타나기 시작한다.

부정적 감정은 얼마나 빨리 사라질까?

때로는 고통지수가 단번에 두 단계 이상 떨어지기도 하지만 항상 그렇지는 않다. 기억해야 할 것은 이 수치는 변화의 척도일 뿐이고 객관적으로는 큰 의미가 없다는 사실이다. 태핑 이후 고통지수가 한 단계만 낮아지더라도 거기에 의미를 부여하고, 집중해야 한다. 고통지수가 조금씩 내려가는 과정을 받아들이지 않고 "음, 별로 달라지는 것도 없네" 하면서 태핑을 멈춰버린다면 당신의 문제는 계속 사라지지 않을 것이다.

태핑 라운드마다 고통지수가 한 단계씩만 낮아진다고 해도 언젠가는 0에 도달한다. 가끔은 여러 가지 방해 요인 때문에 기본 EFT 테크닉으로는 고통지수가 낮아지지 않는 경우도 있고, 더 높은 수준의 테크닉이 필요한 경우도 있다. 하지만 대부분 고통지수는 한 번에 한 단계 이상 낮아진다. 그리고 태핑 효과가 불과 몇 초, 몇 분, 몇 시간 뒤에 순식간에 나타나기도 한다.

태핑 도중 내 마음이 바뀌면 어떻게 될까? 또는 고통지수가 올라가면 어떻게 해야 할까?

어떤 문제는 태핑을 하고 나면 그동안 그 문제에 대한 자신의 감정이 다른 감정으로 변한 것을 느낄 때가 있다. 고민한 문제 안에는 여러 가지 측면의 생각이나 감정이 들어 있으므로 태핑으로 한 측면의 고민을 없애면 다른 측면이 새로 나타나는 것이다.

EFT에서는 이렇게 하나의 문제에서 나타나는 여러 가지 측면의 감정이나 생각, 고민 등을 '양상'aspect이라 부른다. 이럴 때는 새로운 감정에 대해서도 같은 방법으로 각각 대처하면 된다.

예를 들면 이런 경우이다. 어떤 사건에 대한 분노를 없애고 싶어서 EFT를 시작했다. 그런데 분노의 고통지수가 0이 되기 전에 분노 대신 갑작스러운 슬픔이 밀려왔다. 여기서 슬픔은 새로운 양상으로, 같은 문제의 여러 가지 측면 중 새롭게 나타난 생각이나 감정이다. 이때는 슬픔도 같은 방법으로 처리해야 한다.

새로운 양상의 고통지수가 0이 되면, 다시 분노로 돌아가서 첫 측면의 고민을 태핑으로 마저 없애야 한다. 분노 역시 완전히 없어지거나 많은 부분 완화된다.

자연 요법으로 치료하다 보면 때로 문제가 나아지기는커녕 더 악화하는 경우가 있다고 하던데 EFT도 그럴까?

쌓여 있던 감정을 해소하는 도중 혹은 해소한 후 스트레스가 오히려 증가한다면 진정될 때까지 지속적인 태핑이 필요하다.

때로는 가벼운 문제를 해결하고 나면 어릴 적 트라우마, 또는 신체적 부상 같은 해결해야 할 더 깊은 문제가 드러나기도 한다. 이런 반응은 마치 문제가 더 악화되는 것처럼 보이지만 결국 심리적·신체적으로 더 많은 긍정적 효과를 얻는 기회가 된다. 몸과 마음의 깊은 곳에 잠재해 있던 문제가 겉으로 드러나 해결할 수 있기 때문이다. 이렇게 잠재해 있던 문제가 드러났을 때에는 20~30라운드 이상 필요한 만큼 반복해 EFT 태핑을 실시한다. EFT 전문가의 도움을 받는 것도 좋다. www.eftuniverse.com을 비롯한 EFT 웹사이트에서 인증된 EFT 코치를 찾을 수 있다.

EFT 태핑을 통해 긍정적으로 바뀐 감정은 지속될까?

태핑으로 하나의 확언에 담긴 불안이나 긴장이 사라졌다면 그 효과는 보통 영구적으로 지속된다. 하지만 그러한 감정을 유발하는 또 다른 문제는 얼마든지 있을 수 있다. 만약 그렇다면 이 감정은 다른 주제와 확언을 통해 다시 해결해야 한다. 확언 문장으로 긴장이나 불안의 원인을 정확히 표현하고, 같은 기법으로 이 새로운 원인을 해결하면 된다.

그리고 확언과 태핑을 반복해도 전혀 평온한 마음을 회복하지 못한다면 과거의 사건으로 인한 스트레스가 있는지 알아보고, 그 원인을 해결해야 한다(제8장 참고).

나에게 EFT 효과가 없다면?

'자가 치료'라는 것은 자신이 자신을 돕는다는 책임감을 내포한다.

EFT가 효과 없다고 단정하기 전에 올바른 테크닉으로 접근하고 있는지 조금 더 공부해보길 권한다. 또는 EFT 코치의 도움을 받아보는 것도 현명하다. 이 책을 읽으면서 좀 더 다양한 사례를 확인하고 EFT의 사용법을 제대로 익히도록 한다.

EFT 포인트 자신에게 EFT 효과가 없다면

만약 효과가 없다면 일단 확언을 최대한 구체적으로 만들어보자. 그리고 세 번 크게 소리 내어 말하면서 그림에서와 같이 손등 쪽 손가락을 태핑한다. 몇 번 반복해본다.

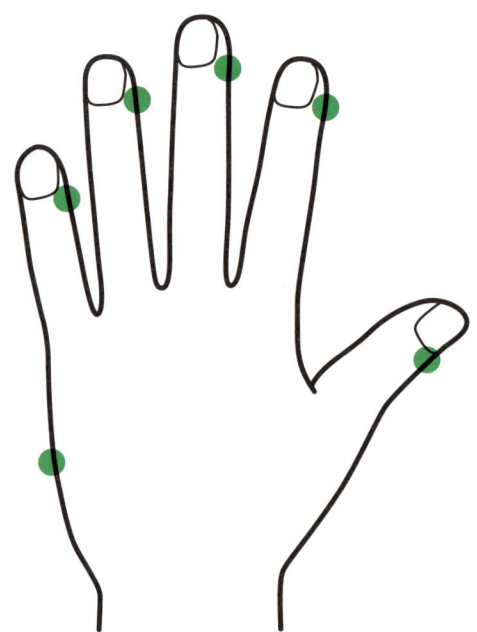

이 책에서는 기본 EFT 테크닉을 넘는 수준 높은 EFT 과정에 대해서는 다루지 않는다. 전문가 수준의 EFT는 수년간의 훈련과 경험이 필요하기 때문이다. 하지만 초보자도 많은 연습과 다른 사람의 사례를 보며 자신의 EFT 실력을 조금씩 향상시킬 수 있다.

인터넷, 메일, 전화 세미나, 인터넷 세미나, 동영상, 책, 비디오 등에 무료 또는 저렴한 EFT 정보가 많다. 하지만 공개된 모든 정보가 EFT 창시자 개리 크레이그가 가르친 보편적 개념을 순수하게 따르고 있는 것은 아니다.

이 책을 읽은 뒤 좀 더 많은 정보를 얻고 싶은 독자에게는 EFT 전문가들이 만든 웹사이트 www.eftmastersworldwide.com을 추천한다. 개리 크레이그에게 직접 교육받은 전문가 29명이 자신들의 경험을 바탕으로 가치 있는 정보를 공개한다. 수많은 동영상과 한계에 부딪혔을 때 접근하는 방법 등 유용한 정보가 많아 도움이 된다(이 책 293쪽에 '더 높은 수준의 EFT를 배우는 방법'이라는 제목으로 저자가 권하는 참고 자료를 확인할 수 있다).

이것으로 당신은 놀라운 자가 치유법의 기본 테크닉을 모두 익혔다. 이제 여러 가지 개인 문제를 해결하는 데 EFT를 활용할 수 있으며, 문제의 증상을 호전시키거나 완전히 사라지게 할 수 있을 것이다. 더욱 수준 높은 EFT는 사용하는 언어도 다르고 테크닉도 변형이 필요하므로 혼란을 방지하기 위해 이 책에서는 지금까지 소개한 기본 테크닉만 사용하기로 한다.

전 프린스턴대학교 강사이자 유명 작가, 미국의 임상심리학자인 EFT 마스터 퍼트리샤 캐링턴Patricia Carrington은 이렇게 말했다.

"EFT는 효과 측면에서 다른 치료법보다 몇 광년이나 앞서 있다. 덕분에 다른 치료법으로 아무런 효과가 없을 때 종종 효과를 발휘한다. 따라서 나는 EFT를 국민 치료법이라고 생각한다."

기본 EFT 기법

① 주제를 정하되 구체적일수록 좋다.
② 0~10 중 현재 느끼는 감정의 고통지수를 정한다.
③ 타점을 태핑하면서 확언을 소리 내어 말한다. 필요한 경우 여러 번 반복한다.
④ 현재 감정의 고통지수를 다시 측정한다.
⑤ ②~④번 단계를 고통지수가 0이 될 때까지 반복한다. 남아 있는 감정이 있는지 확인하기 위해 확언을 다시 소리 내어 말해본다(조금씩이라도 고통지수가 낮아지고 있다면 OK!).

Emotional

Freedom

Technique

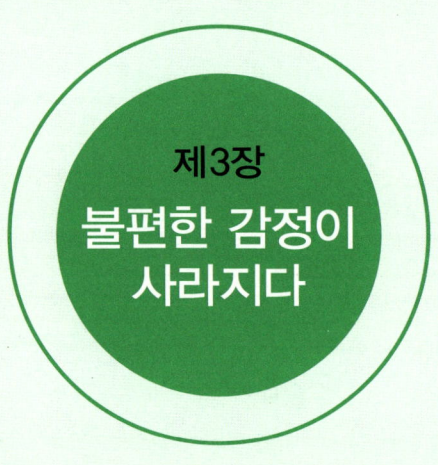

제3장
불편한 감정이
사라지다

태평으로 지금 자신에게 스트레스를 유발하는 감정을 없애는 것, 이 것이 EFT의 가장 보편적 사용법이다. 우리는 모두 감정을 가지고 있 으며, 자신의 불편한 감정을 남에게 감추고 살아가는 경우가 많다. 심 지어 자기 자신에게까지 감추기도 한다.

"나는 지금 아무 감정도 느끼지 않아"라는 말은 사실 정확하지 않 다. 사람은 의식이 없거나 사망한 상태가 아닌 이상 감정이 사라지지 않기 때문이다. 아무 감정이 없다고 느낀다면 그것은 평온한 상태의 감정일 가능성이 높다.

어떤 사람은 이런저런 문제 때문에 감정적으로 답답함을 느낀다. 이런 답답한 감정을 해소하기 위한 특별한 테크닉이 바로 EFT이다. EFT 테크닉을 활용하기 위한 가장 기본 과정은 자신이 느끼는 특별 한 감정, 자신을 불편하게 만드는 특정 문제에 집중하는 것이다.

개리 크레이그의 기초 EFT 이론에 의하면 '모든 부정적 감정의 원 인에는 신체 에너지 체계의 혼란'이 있다. 이는 무엇을 의미하는 것 일까?

보통 부정적 사건이 일어나면 그 사건에 대한 생각, 또는 그와 관련 한 특정 인물로 인해 평온하던 우리 마음에 부정적 감정이 생긴다. 이 는 당연한 반응이다. 이러한 반응에 대해 에너지 기법을 사용하는 전 문가들은 이렇게 설명한다.

"불안감을 유발하는 사건을 만나면 감정적 반응이 일어나는데, 그 과정에서 우리 몸의 에너지 흐름 체계인 경락이 '빠지직' 하고 즉각적 혼란에 빠진다. 그러므로 불편한 감정과 씨름하는 대신 경락에 '빠지직' 하고 일어난 혼란을 수습하면 다시 에너지의 균형을 되찾을 수 있다. 이것이 감정에 매달리는 것보다 훨씬 더 쉽고 빠르다."

3장에서는 앞에서 배운 기본 EFT 테크닉 활용법을 여러 사례를 통해 경험해보자.

기본 EFT 기법

① 문제 정하기: 특정 사건과 관련한 목표 감정을 정한다.
② 고통지수 측정하기: 태핑을 시작하는 현재의 감정 세기를 측정한다(0~10).
③ EFT 실행하기: 기본 EFT 테크닉을 실행한다(제2장 참고).
④ 고통지수 다시 측정하기: 감정의 세기를 다시 측정하고 0이 될 때까지 반복한다.
⑤ 시험하기: 원래의 감정을 말하면서 처음 그 감정이 다시 생겨나는지 확인한다.

상담 사례

▶ **타라**: 나는 더 이상 그 남자를 만나기 싫어!

20대의 매력적인 여성 타라는 좋지 않은 연인 관계를 끝내고 싶어서 EFT를 시도했다. 나는 기본 테크닉을 가르쳐주기 위해 지금 그녀가 느끼는 불안한 감정에 초점을 맞추자고 했다. 그러자 타라는 "나는 거리에서나 레스토랑에서 애인인 피터와 마주칠까 봐 불안해요"라고 곧바로 대답했다. 내가 다시 "불안한 이유가 뭐죠?" 하고 묻자, 그녀는 잠시 당황스러운 표정을 짓더니 "음, 그냥 그 사람은 나를 역겹게 만들어요. 몇 달째 이런 기분이 지속되고 있어요"라고 했다.

함께 이야기하면서 확인한 그녀의 고통지수는 7이었다. 우리는 거기서 시작했다(대부분의 EFT 코치가 그렇듯이 나는 전화나 영상통화로 EFT를 진행할 때 고객과 함께 나도 동시에 태핑을 한다).

+ **확언** 피터와 마주쳐서 역겨운 기분이 들까 봐 불안하지만, 나는 이런 나를 받아들인다.

+ **요약** 불안하다.

네 라운드의 태핑을 끝내자 타라의 고통지수는 0이 되었다. 그녀는 눈을 크게 뜨고 말했다. "상관없어! 나는 상관 안 해!" 그러고는 "와, 정말 놀라운 테크닉이네요! 무슨 일이 일어난 거죠?"라고 했다. EFT 전문가로서 내가 본 그녀에게서는 다음과 같은 변화가 일어났다.

- 타라에게 일어난 보이지 않는 인체 에너지 체계의 혼란이 태핑으로 사라졌다.
- 결과적으로 타라의 그 문제에 대한 스트레스는 영원히 녹아 없어졌을 것이다.

- 이 과정은 자연스럽게 더 나은 삶을 위한 마음의 변화를 초래했다.
- 타라는 마음이 홀가분해졌다. "짐을 덜어낸 것처럼"이라고 스스로 얘기했다.
- 타라는 이제 살아가면서 만나게 될 불필요한 고통에 대처하는 손쉬운 방법을 터득했다. 타라는 앞으로 더 즐거운 일을 하며 살 것이다.

상담 사례

▶ **잰**: 나는 계속 슬퍼야 해요.

EFT 워크숍에서 만난 잰은 아주 확고하게 나에게 말했다. 자신은 지금 너무나 슬프고 앞으로도 평생 슬플 것이라고. 최근에 겪은 가까운 친척의 죽음이 마음을 송두리째 흔들었고, 잰은 그 슬픔에서 빠져나오지 못하고 있었다. 우리는 태핑을 시작했다.

+ **확언** 앞으로 평생 슬프겠지만, 이런 나를 마음속 깊이 완전하게 받아들이고 사랑한다.
+ **요약** 나는 너무나 슬프다.

3분 정도 태핑했을 때 잰은 매우 놀랍다는 표정을 지었다. 그리고 조심스럽게 "더 이상 슬프지 않아요"라고 말했다. 이런 즉각적이고 깊은 변화는 심신의 에너지 체계mind body energy system에 충격을 줄 것이라고 예상할 수도 있다. 하지만 사람들의 전형적인 반응은 안도, 놀람, 홀가분함, 감사 그리고 평화…… 감정의 자유emotional freedom 등이다.

상담 사례

▶ **레지나**: 저는 할 수 없어요.

두 아이의 엄마인 레지나는 극심한 공황 발작을 일으키는 바람에 한동안 병원에 입원해 있었다. 퇴원한 후 우연한 기회에 EFT를 알게 된 레지나는 이를 통해 잦은 불안감을 해소할 수 있었다. 그 불안감의 원인은 발작이 너무 심해 자신이 죽어간다는 생각과 또 발작이 일어날까 봐 두려운 마음이었다. 하지만 EFT를 통해 자신뿐 아니라 자신의 아이들까지 좋은 영향을 받는다는 것을 점점 경험하는 중이었다.

어느 날, 자신이 하고 싶은 일의 구인 광고를 본 레지나는 마음이 들떴지만 '나는 저 일을 하기엔 능력이 부족해. 만약 면접 도중에 공황 발작이 일어나면 어떡하지?' 하는 생각에 일에 대한 희망을 포기해버렸다. 그러다가 EFT를 해보면 어떨까 하는 생각이 들어 바로 태핑을 시작했다.

+ **확언** 면접 도중에 발작이 일어날까 봐 두렵지만, 이런 나를 받아들이고 사랑한다.

+ 요약   면접 볼 때 발작이 일어날까 봐 두렵다.

태핑을 몇 라운드 한 후 레지나의 두려움은 가라앉았다. 그리고 다시 이 두려움이 생길 때마다 꾸준히 태핑을 했다. 그리고 며칠 후, 지원해보겠다는 자신감이 생겼다.

면접일이 정해지자 그녀는 며칠 전부터 불안감을 완화하기 위한 태핑을 열심히 했다. 운전해서 면접 장소로 가는 동안에도 간단한 방법으로 태핑을 계속했다. 결국 그녀는 자신이 원하던 그 일을 할 수 있었다.

레지나의 사례는 전 세계에서 EFT를 가르치는 호주의 심리학자 스티브 웰스Steve Wells가 서술한 세 가지 효과를 잘 보여준다.

- 교정 효과(불안감을 지속적으로 해소했다)
- 예방 효과(면접 도중 발작이 일어날 가능성을 줄였다)
- 창조 효과(스스로 인생을 계획했다. 지원하길 포기한 상태에서 취업에 성공했다)

EFT 포인트   **운전 중 태핑**

차가 정지해 있는 동안 태핑할 수 있다. 한 손은 운전대에 계속 올려놓고 다른 손으로 운전대에 올린 손의 손날 타점을 태핑한다. 이어서 각 손가락의 타점을 연속적으로 태핑한다.

상담 사례

▶ **앨런**: 몇 년 동안 분노 속에 살았어요.

30대의 성공한 사업가 앨런은 태핑에 대해 들어본 적이 있었다. 그러다가 오랫동안 지속되고 있는 자신의 문제를 해결할 수 있을까 하는 마음으로 나를 찾아왔다. 그는 자신이 "스스로를 너무 못살게 구는 것 같다"고 이야기했다. 내가 어쩌다 그런 상태가 되었느냐고 묻자, 원인은 아버지에게 있는 것 같다며 이야기를 시작했다.

"아버지는 갑자기 폭발하는 성격이었어요. 저는 어릴 때부터 가족의 평화를 유지해야 했습니다. 지금 저에게는 어린 딸이 있습니다. 딸아이에게 제 아버지처럼 행동하고 싶지 않아요. 훨씬 더 긍정적인 사람이 되고 싶습니다. 그리고 저는 일을 너무 많이 합니다. 일 중독증인 것 같아요. 하지만 마음으로는 딸아이와 더 많은 시간을 보내고 싶습니다."

나는 앨런에게 기본 EFT 테크닉을 시범으로 보여주었다. 그는 전날 밤에 느낀 좌절감을 EFT로 해소해보기로 했다. 어제 밤늦게 귀가한 그는 이메일을 확인하려다가 이메일 시스템에 기술적 문제가 있음을 발견했다. 그리고 한 시간 반 만에 겨우 문제를 해결했다. 어찌나 신경을 썼던지 그때의 좌절감이 아직도 느껴질 정도였다.

나는 앨런에게 물었다. "어제 그 상황에 대해 자기 자신에게 뭐라고 말했나요?" 그는 "멍청이, 이 바보 멍청이"라고 대답했다.

+ **확언**　나는 아직 이메일 문제 때문에 화가 나 있지만, 이런 나를 완전히 받아들이고 사랑한다.

+ **요약**　이 바보 멍청이.

이어서 앨런과 나는 3분의 태핑을 진행했고, 이 사건으로 생긴 불편한 감정이 그에게서 사라졌다. 그는 깜짝 놀랐다.

앨런은 습관적으로 자신을 멍청이라고 불렀다. 어떤 이유로 그런 습관이 생겼는지 원인을 찾아내면 습관을 개선할 수 있고, 스스로를 사랑하며 더 친절하게 대할 수 있을 터였다. 나는 그에게 언제부터 자신이 멍청하다고 생각하게 되었는지 물었다.

앨런은 열 살 때 아버지가 한창 정원을 가꾸느라 바쁠 때, 정원 한쪽에서 좋아하는 장난감 자동차를 가지고 놀던 장면을 생생하게 기억해냈다. 그때 아버지가 앨런을 강렬한 눈빛으로 바라보았다. 그 눈빛이 그의 기억에 선명하게 각인되었다. 그는 그 눈빛에서 "이 멍청한 녀석아, 할 일이 이렇게 많은데 너는 장난감이나 가지고 놀고 있니?"라는 꾸지람을 읽었다. 순간, 앨런은 고통스러울 정도로 창피했고 아직도 아버지에 대한 분노가 남아 있었다. 아버지가 실제로 어떤 생각을 했는지는 정확히 알 수 없지만 그 눈빛의 여운은 앨런의 기억에 뚜렷이 새겨졌다.

우리는 다시 이 감정에 대한 태핑을 시작했다. 조금 침착해진 앨런이 말했다.

"다른 것이 떠올랐습니다. 내가 열 살 때까지 우리 가족은 아버지의 안정적인 직업 덕분에 편하게 살았습니다. 그런데 어느 날 아버지는 작가가 되겠다며 직장을 그만두었고 안정적인 수입이 없어져버렸죠. 그래서 우리는 갑자기 생활이 어려워졌어요. 몇 년마다 이사를 가야 했고 저는 고등학교 때만 세 번이나 전학을 했습니다. 저는 아직도 그게 화가 납니다."

"0에서 10 중 10이 가장 화가 난 상태라면 현재 느끼는 분노는 몇 점인가요?"라고 묻자, 앨런은 10이라고 대답했다.

다시 태핑을 시작했을 때 앨런은 말을 시작하지 못할 정도로 분노에 휩싸여 있었다. 그는 급기야 두 손에 얼굴을 묻고 울음을 터뜨렸다. 앨런이 설명한 과거의 기억에는 너무 어리고 무기력해서 바꿀 수 없었던 힘든 과거에 대해 수십 년 동안 쌓인 억울함이 담겨 있었다. 당시의 힘들었던 가정환경은 인생에서 중요한 결정을 해야 하는 그에게 걸림돌이 되었다. 그가 다시 말을 시작했을 때 나는 그에게 당시의 분노를 말로 표현해보라고 했다.

+ **확언** 아버지가 우리 가족에게 그런 짓을 해서 내 인생을 송두리째 바꿨고 그래서 너무 화가 나지만, 이런 나

를 받아들인다.

+ **요약** 아버지에 대한 분노.

이 분노를 태핑으로 해소하는 데에는 3분 정도가 필요했다. 여기에는 속절없이 쏟아지는 눈물과 그의 당황스러움도 포함되었다. 하지만 태핑을 반복할수록 그의 분노, 고통지수는 10에서 9 그리고 7, 5, 4, 0으로 조금씩 내려갔다. 20년 동안 별다른 방법이 없어 분노가 쌓인 채로 살아온 앨런은 놀라서 말을 잇지 못했다.

사람들은 EFT를 통해 고통스럽거나 쌓인 부정적 감정으로부터 자유로워졌을 때의 느낌을 다양하게 표현한다. "사라졌어요", "거리가 멀어진 것 같습니다", "아무것도 느끼지 않는 게 정상인가요?", "느낌이 이상하네요" 등등. 앨런은 "나는 중립적으로 느껴집니다"라고 말했다.

나는 이 반응에 대해 "적절한 표현이네요. 이제 막 특정한 주제와 감정에 대한 스트레스를 중화시켰으니까요. 내일 아버지에 대해 분노를 일으키는 다른 이유를 발견하면 그 주제를 가지고 지금처럼 똑같이 하세요"라고 말한 다음 이렇게 덧붙였다. "아버지의 그 눈빛에 대한 감정 세기는 이제 몇 점인가요?"

내 질문에 그는 당황하며 머뭇거리더니 결국은 그 기억이 뚜렷하게 떠오르지 않는다고 말했다. 태핑 효과는 그 기억과 관련한 영역에까지도 영향을 미치고 있었다.

앨런은 조용히 이렇게 말했다.

"내 인생에서 가장 생산적인 시간이었습니다."

몇 개월 후, 앨런은 내게 그동안 반복해온 습관적 분노와 답답함이 사라진 효과가 지속되고 있다는 내용의 이메일을 보내왔다.

제4장
몸의 고통이 사라지다

현대 과학 연구는 대다수의 질병이 해결되지 않은 스트레스성 감정들과 관련 있다는 사실을 인정한다. 나 역시 EFT를 하면서 만나본 사람들이 겪는 신체적 고통의 상당 부분은 감정과 트라우마에서 비롯한다는 사실을 확인하고 있다.

전 세계 EFT 이용자들 역시 감정적 해소가 신체적 고통의 해소로 이어졌다는 경험을 보고하는 경우가 많다.

경험해보지 않은 사람은 단순한 태핑만으로 신체적 고통을 해소한다는 EFT의 효과에 의구심이 들기 마련이다. 환자에게 EFT 태핑을 사용하고 있는 비뇨기과 의사 에릭 로빈스 박사는 미국의 〈웰빙 저널〉(2009년 1월호)에 '웃지 마라'는 글을 기고했다. 그는 기고문에서 "나는 EFT를 통해 영구적 효과를 얻은 수백 건의 사례를 확인했다. 마음에 쌓인 스트레스는 허리 통증, 관절염, 방광염은 물론 감기나 독감에 대한 면역력에까지 영향을 미친다. 내가 환자에게 하는 가장 큰 조언은 의학적 진단을 넘어서 '어떤 스트레스, 트라우마, 중요한 문제가 자신의 건강과 웰빙을 방해하고 있는지 스스로 물어보세요'라고 말하는 것이다"라고 설명했다.

로빈스 박사는 바쁘게 돌아가는 병원에서 시간을 들여 EFT 태핑을 하기는 어렵지만, 단 몇 분 동안 간단한 태핑만으로도 훌륭한 효과를 종종 보고 있다고 보고했다.

이런 사실은 뉴욕대학교 병원 물리학과의 존 세르노John Sarno 박사의 발견과 유사하다. 세르노 박사는 전 세계 최악의 만성 통증 환자 1만 2,000명을 대상으로 실시한 신체적 고통과 기능 회복 프로젝트에서 70%의 회복률을 달성한 적 있다.

세르노 박사는 환자들이 느끼는 고통은 신체 증상 때문이라기보다 불안함과 분노가 초래하는 근육의 만성 긴장과 경련 때문이라고 말했다. 그는 연구를 통해 만성 통증 환자와 신체 조건(이학적 검사 소견)이 같으면서도 통증이 전혀 없는 환자를 비교해본 결과 트라우마와 쌓인 스트레스, 부정적 감정이 중요한 원인이라는 사실을 밝혀냈다. 그는 이런 이론을 바탕으로 환자에게 전통적 심리 치료를 적극 권한다. 그의 방법에 대해 로빈스 박사는 "EFT의 속도와 효력에 비하면 감정 문제를 해결하는 다른 치료법은 원시적이기까지 하다. EFT는 전통 서양 의학을 보완하는 완벽한 치료법이다"라고 말했다.

세르노 박사는 "만성 통증을 느끼는 환자를 만나보면 과거 트라우마와 관련해 해결되지 않은 감정 문제나 분노가 있는 경우를 자주 발견한다. 스트레스와 부정적 감정은 머리에 단단히 각인될 뿐 아니라 몸에도 흔적을 남기는데, 구체적으로 골격근과 민무늬근 쪽에 영향이 미치는 걸 알 수 있다. 그리고 만성적으로 근육이 경직되어 있으면 당연히 그 부위의 혈액순환이 어려워진다"며 "우리에게 '분노와 불안감을 느끼는 것은 좋지 않다'는 인식이 각인되어 있으면 우리의 깊은 마음이 이런 감정이 의식 속으로 올라오지 않도록 몸에서 억압한다"라고 설명했다.

이러한 내적 억압은 두통 같은 가벼운 증상부터 심각한 신체 문제까지 초래할 수 있다. 왜냐하면 신체의 치유 에너지 대부분은 내적 긴장감을 묶어두는 데 소모되기 때문이다.

통증을 위한 에너지 테크닉

여기에서는 몸에 나타난 고통이나 통증을 없애는 테크닉 네 가지를 소개하려 한다. 이 테크닉은 뻣뻣함, 메스꺼움, 충혈 등 몸에 나타나는 다른 불편한 증상에도 적용할 수 있다.

개리 크레이그는 EFT가 전통 치료법과 다르다면서 "병원에서 어떤 진단을 받았더라도 그 고통에서 벗어날 수 있다"라고 주장했다. 어떤 증상이든 불가능하다고 지레 단정하지 마라. 반드시 좋아진다고 말할 수는 없지만, EFT를 '모든 문제에 적용할 수 있다'는 사실만은 반드시 기억하기 바란다. 다음은 한 학술지에 실린 글로, 내가 공감했던 단락이다.

"상해를 입어 소송을 진행 중이고, 현재 정신적·감정적·신체적 상태가 소송에서 결정적 증거가 된다면 EFT를 사용하지 말아야 한다. 재판이 끝날 때까지 EFT 사용을 미뤄야 한다. EFT는 결정적 증거를 경감시키거나 없앨 가능성이 있기 때문이다."

단순히 병원에서의 진단명으로 정체를 확인한 증상—예를 들면 테니스 엘보, 당뇨병, 천식 등—에 대한 태핑은 너무 포괄적이다. 태핑은 없애고 싶은 통증이나 증상을 구체적으로 좁혀야 효과적이다.

다음에 소개하는 EFT 기법은 EFT 마스터인 매기 에드킨스Maggie Adkins에게 배운 3단계 기법에 '필요하면 통증 따라가기' 기법을 더한 4단계 접근법이다.

통증을 내보내는 네 번째 테크닉 '필요하면 통증 따라가기'는 당신이 인식하지 못하는 현상을 다룬다. 신체의 한 부위에 있는 통증에 대해 태핑을 시작하면 통증은 다른 부위로 옮겨가기도 하고 통증의 세기와 성격이 달라지기도 한다. 이럴 때는 꾸준히 통증을 따라가야 한다.

때로는 환자의 신념과 태도가 통증 해소 과정을 방해해서 어떤 방법을 써도 통증이 없어지지 않을 때가 있다. 이런 경우 고통을 해소하는 방법이 아주 복잡해진다.

예를 들어 과거에 했거나 하지 못한 일 때문에 자신이 벌을 받아 마땅하다고 마음속 깊이 믿는 경우도 있다. 이런 믿음이 죄책감이 들게 하고 자존감을 낮추어 문제 해결을 더 어렵게 만든다.

다행스러운 점은 EFT는 광범위한 문제에 적용할 수 있으며, 변화를 기대할 수 있다는 것이다. 통증을 내보내는 테크닉을 살펴보자.

> **기본 EFT 기법**
> ① 통증 자체에 대해 간단하게 태핑하기
> ② 통증에 대한 느낌 추가하기
> ③ 감정적 원인에 대해 물어보기
> ④ 필요하면 통증 따라가기

+ **기법 1: 통증 자체에 대해 간단하게 태핑하기**

확언과 요약문으로 통증의 요인을 구체적으로 소리 내어 말한다. 몸에 나타난 통증 위치, 통증에 관한 짤막한 묘사, 즉 예리하거나 둔탁하거나 욱신거리거나 찌르는 듯한 통증의 느낌을 모양이나 색깔로 표현해본다. 이후 기본 EFT 테크닉을 따라 한다.

+ **확언** 나는 이 둔탁한 보라색 두통, 또는 내 허리에 욱신거리고 메스꺼운 느낌이 들지만, 이런 나를 마음속 깊이 완전하게 받아들인다.

+ **요약** 보라색 통증, 메스꺼운 느낌

상담 사례

▶ **완다**: 손이 아픕니다.

섬유근육통은 주로 여성에게 나타나는 매우 고통스러운 질병이다.

이 경우 EFT는 섬유근육통 같은 증상을 유발하는 감정적 원인의 에너지 구조에 접근한다. 나는 단체로 짧게 진행한 EFT 클래스에서 이 증상을 다룬 경험이 있다.

EFT를 처음 접하는 사람들 사이에서 한 여성이 한 손으로 다른 손을 감싸고 있는 모습을 보았다. 그녀는 섬유근육통 때문에 손에 통증을 느껴 움츠리고, 가끔 전신에 고통을 느낀다고 했다. 잠시 후면 손으로 찻잔도 들지 못할 거라고 말했다.

나는 즉시 그녀에게 손에 있는 통증에 대해 태핑하길 권했다.

- **확언**   내 오른손이 매우 아프지만, 이런 나를 마음속 깊이 완전하게 받아들인다.
- **요약**   오른손에 나타난 이 통증.

그녀가 통증이 없어졌다고 말할 때까지 몇 라운드 태핑을 진행했다. 결과적으로 태핑 효과에 그녀와 주변 사람들 모두 놀랐다.

한 시간 후, 나는 그녀가 미소를 지으면서 아팠던 손으로 찻잔을 드는 것을 보았다. 그녀에게 무료 EFT 상담을 해주겠다고 했다. 빠른 시간 내에 효과가 있었기에 몸의 다른 부위에도 통증이 있다면 확실히 도움이 될 터였다. 지금의 불편함을 초래한 깊이 숨어 있는 감정적 스트레스도 해소할 수 있으리라 판단했다. 하지만 그녀는 상담하러 오지 않았다. 나중에 나는 그녀가 감정적으로 격동의 시기를 겪었다는 사실을 알았다. 그래서 감정적으로 아픈 과거를 다루는 것보다는 차라리 신체적 고통을 감내하는 편이 오히려 낫다고 생각할 수도 있다는 것을 보여준 사례였다.

+ **기법 2: 통증에 대한 느낌 추가하기**

+ **확언** 목과 어깨에 통증이 있고, 이 통증이 나를 분하게(또는 무력하게/답답하게) 만들지만, 이런 나를 받아들이고 사랑한다.
+ **요약** 이 목의 통증 때문에 분하다(또는 무력하다/답답하다).

상담 사례
▶ **줄리아**: 목이 아픕니다.

한 여성이 지난 일주일간 목의 통증을 느낀다면서 EFT 상담 시간을 예약하려고 전화를 했다. 나는 "전화를 하신 김에 지금 바로 통증을 완화하기 위한 태핑을 해보면 어떨까요?"라고 제안했다. 처음에 그녀는 정말 도움이 될지 의심하는 것 같았다.

먼저 나는 목 통증이 어떤 느낌인지 물었다. 그녀는 "심각한 게 아니라는 건 알지만 혹시 몰라서 겁이 난다"고 말했다. 그리고 바로 태핑을 시작했다.

"나는 심한 목 통증이 있어서 무섭지만, 이런 나를 마음속 깊이 완전하게 받아들인다."

한 라운드의 태핑을 마친 후 전화기 너머 그녀의 반응을 기다렸다. 잠시 후 "어머, 이럴 수는 없어요!" 하는 대답이 돌아왔다. "이건 말이 안 돼요. 도저히 못 믿겠어요."

"왜요?"라고 묻자, "조금 전에 목을 만졌을 때는 엄청 욱신거렸는데 지금은 그 부위를 못 찾겠어요"라고 했다.

"정말 효과가 빨리 나타났네요. 이건 당신이 에너지 체계의 균형을 되찾아서 일어난 결과입니다."

모든 사람에게 EFT 효과가 이렇게 빨리 나타나지는 않지만, 많은 경우 효과가 빠른 편이다. 만약 통증이 다시 나타난다면 통증과 관련한 감정을 주의 깊게 살피며 중화해야 한다.

+ 기법 3: 감정적 원인에 대해 물어보기

"이 통증을 일으킨 감정이 있다면 무엇인가요?"

이때는 얼핏 연관이 없어 보이는 감정이더라도 마음을 열어야 한다. 직접적으로 연결하기는 어렵더라도 연관이 있을 수 있기 때문이다. 이 질문에 대해 환자는 최근 남편의 심각한 질병이 방광의 정상적 활동에 영향을 미쳤다고 대답했다. 10분 동안 이와 연관된 불안감에 대해 태핑하자 방광은 정상 기능을 회복했다.

줄리아는 질문에 대한 답을 즉시 말할 수 있었다. 그녀는 자신이 각각의 문제가 연결되어 있다는 사실을 알고 있으면서도 지금까지 인식하지 못했거나, 그제야 자신의 질환이 남편의 질병이 나타난 직후에 시작됐다는 사실을 깨달은 것이다. 이렇듯 때로는 코치의 전문적 도움이 필요할 수 있다.

로빈스 박사는 방광 수술이 필요한 환자에게 EFT를 적용해 수술하지 않은 사례도 있었다.

상담 사례
▶ **이보르**: 좋지 않은 기억 때문에 몸이 아파요.

이보르는 자신의 직장 생활을 끝장낸 사건으로 지난 10년간 자신을 무기력하게 만들어온 통증에 시달리고 있었다. 이보르와 나는 통증에 초점을 맞추고 첫 번째 태핑을 진행했지만 큰 효과를 보지 못했다.

나는 이보르와 이야기를 나누면서 우리가 먼저 다뤄야 할 문제가 통증 자체보다 그때 그 사건에 대해 아직도 남아 있는 강한 분노와 책임이라는 데 의견을 모았다. 이보르는 지난 10년간 이렇게 쌓여 있는 분노를 풀 방법을 찾지 못했다. 마음속에 숨은 분노를 내려놓으면 통증에도 큰 도움이 된다는 사실을 알지 못했다.

이보르는 직장을 그만둔 이후에는 통증 때문에 제대로 된 직업을 찾을 수 없었다. 그래서 여러 해 동안 정부의 도움을 받으며 살아야 했는데, 그를 대하는 공무원들의 좋지 않은 언행과 무시하는 듯한 태도에 상처를 많이 받았다. 그래서 공무원에게 남아 있는 원망도 태핑으로 다루기로 했다.

우리는 아직도 그를 화나게 만드는 과거의 사건들을 대상으로 기본 EFT 테크닉을 진행하면서 각각의 사건과 연루된 감정을 하나씩 지워 나갔다. 태핑 후 이보르는 분노·답답함·후회가 가라앉았고, 항상 느끼던 통증이 없어져 평소의 두 배 이상 거리를 걸을 수 있었다. 나중에 이보르는 태핑으로 함께 다룬 많은 문제에 대한 고통지수가 거의 0으로 내려갔고, 다른 증상들도 매우 낮은 수준으로 떨어졌다고 알려 왔다.

"여섯 번의 상담을 통해 나는 나 자신에 대해, 그리고 내 고통을 악화시키는 원인에 대해 많이 배웠습니다. 그리고 EFT를 통해 잊은 줄 알았던 과거 나쁜 경험 때문에 쌓인 통증과 스트레스를 줄일 수 있었어요. 또다시 이런 문제가 생기면 이제 스스로 대처할 수 있을 것 같습니다."

+ 기법 4: 필요하면 통증 따라가기

신체의 어느 한 부위에서 통증이 느껴져 태핑을 시작하는 경우, 그 통증이 다른 부위로 옮겨가거나 통증의 유형이 달라지기도 한다. 그릴 때는 확언과 요약으로 바뀐 통증 위치나 유형을 계속 표현하면서 완벽하게 평온해질 때까지 계속 통증을 따라가야 한다.

상담 사례

▶ **노르마**: 통증이 옮겨 다녀요.

태핑을 하던 노르마가 이렇게 말했다. "처음에는 등 쪽에 날카로운 통증을 느꼈어요. 그런데 나중에는 한쪽 다리가 묵직하게 아프더라고요. 그리고 지금은 발에 물렁물렁한 느낌의 통증이 있어요." 우리는 이리저리 옮겨 다니는 통증이 완전히 사라질 때까지 태핑을 했다.

+ **확언** 나는 등에 날카로운 통증이 있지만(또는 통증이 한쪽 다리로 이동해 묵직하게 아프더니 다시 물렁물렁한 통증이 발에서 느껴지지만), 이런 나를 받아들이고 사랑한다.

+ **요약** 현재 느껴지는 증상 그대로 요약한다.

태핑을 한 후 곧바로 노르마를 혼란스럽게 만든 통증은 사라졌다. EFT 전문가는 이런 식으로 일어나는 감각의 변화는 우리의 무의식에 잠재해 막혀 있던 감정이 표현된 것이라고 설명한다. 태핑이 경락 시스템을 통해서 막힌 에너지를 풀어준 것이다.

상담 사례

▶ **재스민**: 숨을 제대로 못 쉬겠어요.

호흡곤란을 경험하면 통증이 고통스럽기도 하지만 나중에는 두려움까지 몰려온다. 이럴 때에도 EFT가 큰 도움이 된다. 재스민의 경우, 과거에 경험한 호흡곤란 때문에 힘든 기억이 남아 있었다. 처음에는 자신도 몰랐지만 상담을 통해 오랫동안 갇혀 있던 분노가 재스민의 호흡을 계속 방해하고 있다는 사실을 알았다. 재스민은 어머니의 육아 방식에 대해 오랫동안 분노를 품고 있었다.

EFT를 통해 재스민의 고통지수는 10에서 4로 내려갔다. 하지만 그 이하로는 더 이상 떨어지지 않았다.

EFT 포인트   고통지수가 더 이상 내려가지 않으면?

특정 단계에서 멈춘 고통지수를 낮추려면 호흡곤란을 해소하는 데 큰 도움이 되는 '호흡 제한 과정'을 진행한다.

호흡 제한 과정

폐에 있는 모든 공기를 내뱉는다. 폐활량의 최대치를 10이라고 한다면 숨을 최대한 들이마시고 그 수치가 얼마나 되는지 0부터 10까지의 수치로 매겨본다.

+ **확언**   나는 지금 호흡이 답답하지만, 이런 나를 받아들이고 사랑한다.

+ 요약   답답한 호흡.

　필요하다면 더 많은 라운드를 진행한다. 매 라운드가 끝날 때 호흡 최대치에 점수를 다시 매기고 10이 될 때까지 한다.
　이 간단한 과정은 재스민이 EFT를 더 진행하도록 큰 도움을 주었을 뿐 아니라 훨씬 더 긍정적 결과를 불러왔다. 호흡 제한 과정을 진행한 뒤 재스민은 어린아이처럼 얼굴을 일그러뜨리면서 울기 시작했으며, 숨쉬기도 힘들어했다. 나는 그녀에게 동의를 구하고 등을 두드려줬다.
　호흡곤란 때문에 그녀는 평생 동안 공황 발작, 두 번의 신경쇠약, 폐쇄공포증 등 너무나 두려웠던 기억을 다시 만나야 했다. 하지만 그녀는 곧 진정했고 EFT를 좀 더 진행했다. 그녀는 놀란 표정으로 말했다.
　"믿을 수가 없어요. 지금 막 새로운 기억이 떠올랐어요. 전혀 생각지도 못한 뜻밖의 일이에요. 그 기억이 너무 많은 걸 설명해주고 있어요."
　재스민은 호흡과 관련한 첫 번째 트라우마의 기억을 되살려냈다. 이런 식으로 태핑을 하다 보면 간혹 다루고 있는 문제와 연관 있는 어떤 기억이 자연스럽게 떠오르는 경우도 있다.
　재스민은 부모가 항상 심하게 다투곤 하던 어린 시절, 공포에 빠져 있는 아기 모습을 기억해냈다. 아기인 그녀가 자지러지게 울면 어머니는 숨이 막히게 젖병을 억지로 물리곤 했다. 재스민은 그 장면이 생생하게 떠올랐다.

"숨이 막히는 정도가 얼마나 되는 것 같아요?"라고 물었더니 그녀는 10이라고 답했다. 우리는 10이 0으로 내려갈 때까지 반복해서 태핑을 진행했다.

마지막 단계에서 그녀는 가볍게 숨을 쉬었고 안도감을 느꼈다. 그리고 이렇게 말했다.

"길쭉하고 좁은 병을 보기만 해도 왜 그리 공포를 느꼈는지 지금까지 몰랐어요. 저는 그 모양을 정말 싫어하거든요. 그래서 우리 집에 있는 모든 컵은 바깥쪽으로 퍼지는 모양이에요. 저를 힘들게 만든 길고 좁은 모양은 아기 젖병과 같은 거였네요!"

EFT를 한 뒤 이제 재스민은 새로운 음료수 잔을 살 수 있게 되었다. 그뿐 아니라 앞으로 호흡에 문제가 생길 때마다 사용할 수 있는 태핑이라는 치료제를 손에 넣었다.

+ **확언**   나는 숨을 잘 쉴 수 없지만, 이런 나를 마음속 깊이 받아들이고 사랑한다.

+ **요약**   숨을 쉴 수 없다.

또는 호흡이 안정될 때까지 말없이 몇 라운드를 태핑해도 된다.

상담 사례

▶ **로즈메리**: 심장이 아파요.

유럽에 살고 있는 한 고객과 영상통화를 통해 EFT를 진행하고 있었다. 그러던 중 갑자기 고객이 태핑하고 있는 주제와 다른 신체 증상을 고백했다. 로즈메리는 지난 40년간 매일 고통을 받아왔다면서 숨쉬기 힘들 정도의 심장 통증을 호소했다. 병원을 찾아가도 의사들은 로즈메리의 신체에서 아무 이상을 발견하지 못했다. 일반 스트레스성 반응이라고만 진단했다(만약 태핑으로 즉각 나아지지 않는 호흡 또는 흉부 통증이 있다면 즉시 의사를 찾아야 한다).

EFT 포인트 압도당한 느낌에 대한 태핑

어떤 느낌에 압도당하는 기분이 들 때에는 말없이 순서대로 타점들을 태핑한다. 여러 라운드 반복하면 진정 효과도 있고, 에너지 체계의 혼란스러움도 없애준다.

성장 과정을 탐구해보는 단계에서 로즈메리의 심장 통증은 어릴 적 아버지에게 받은 학대와 연관 있다는 사실을 알아냈다. 그녀는 이전에 상담을 받으면서 거기에 대한 트라우마를 많이 치료했다고 생각했지만, 신체적 느낌에는 변화가 없었던 것이다.

나는 그녀에게 기분을 구체적으로 표현해달라고 요청했다.

"제 심장 안에 있는 공이 그 장면의 목격자 같아요. 공은 밀도가 높고 주황색이에요."

나는 이 단계에서는 더 이상 내용을 알 필요가 없다는 생각이 들어 이 비유를 주제로 태핑을 시작했다(제14장에서 이 테크닉에 대해 좀 더 자세히 설명할 예정이다).

+ **확언** 내 심장 안에 밀도가 높은 주황색 공 모양의 목격자가 있지만, 이런 나를 마음속 깊이 완전하게 받아들인다.

+ **요약** 밀도가 높은 주황색 공 모양의 목격자.

두 라운드의 태핑을 진행한 후 그녀가 말했다.

"공이 더 커져서 가슴속을 가득 채웠어요. 지금은 물렁물렁해졌고 연한 주황색이에요." 로즈메리는 공 모양이 더 커진 점에 대해 두려움을 느꼈다. 하지만 그것은 원래의 느낌이 태핑에 반응하고 있다는 뜻이었다. 우리는 공이 점점 가벼워지고 있다는 것에 의미를 두고 공포심을 없애는 데 집중해 태핑을 계속 진행했다.

자신의 통증에 대해 스스로 만든 비유로 설명하는 것, 즉 상투적 표현이 아니라 자신이 느끼는 그대로 표현하는 것은 라운드마다 일어나는 변화에 집중하는 데 도움이 된다.

"공이 목구멍 속을 타고 올라가고 있어요." "공이 이제는 부드러운 달팽이 같아요." "달팽이가 작아지면서 목구멍에서 위쪽으로 올라가고 있어요." "마침내 달팽이가 몸에서 빠져나간 것처럼 느껴져요." "이제 통증에 대한 기억의 그림자만 남아 있어요."

마지막 단계에 이르러 우리는 그것마저 태핑으로 제거해버렸다.

"내 심장에 기억의 그림자가 남아 있지만……."

지구 반대편에서 들려오는 안내에 따라 인터넷 영상통화를 통해 이루어진 EFT 태핑은 40년간 그녀를 괴롭혀온 신체적 통증으로부터 스스로를 자유로워지도록 만들었다.

또 다른 통증 제거 사례들

- 두 시간짜리 EFT 수업에서 만난 한 여성이 메일을 보내왔다. "지난 5주 동안 EFT를 많이 사용했습니다. 자전거를 타다 크게 넘어졌는데, 신체적 통증은 물론 사고 때문에 겪은 감정적 문제에 EFT가 많은 도움을 줬습니다."
- EFT 수업에 참석한 한 학생은 이렇게 말했다. "저는 허리 통증에

EFT를 적용해보았는데, 통증이 즉시 사라지고 바른 자세로 걸을 수 있었습니다. 아주 놀라웠어요!"

- EFT 수강생인 한 여성의 남편이 극심한 허리 통증 때문에 침대에서 나오지 못하는 일이 있었다. 그녀는 급하게 전화 상담을 요청해 남편을 바꿔주었다. 나는 전화를 통해 강력한 감정적 문제들에 대해 태핑을 시작했다. 그리고 얼마 후, 그는 침대에서 일어나 놀랍다는 듯이 소리쳤다.

"제가 지금 서 있어요! 아픔은 없어졌는데 아직 허리를 구부릴 수는 없네요."

그래서 다시 그와 함께 "나는 허리를 구부릴 수는 없지만 이런 나를 받아들인다"라고 말하면서 태핑을 했다. 그 과정을 통해 그는 자기 마음속에 오랫동안 붙잡고 있던 스트레스를 발견했고, 그 스트레스를 태핑으로 해소하자 10분 후 움직일 수 있었다. 그는 그제야 자기 아내가 태핑 프로그램에 왜 그렇게 깊은 관심을 가졌는지 이해하게 되었다.

- 한 단체의 여성 임원은 이렇게 고백했다. "공개 강연을 할 때마다 나타나던 턱 통증이 EFT 적용 후 사라졌습니다. 이제 통증 없이 강연을 할 수 있습니다. 정말 다행이에요!"

- 또 다른 EFT 수강생은 "연휴 때 놀러 가서 감기에 걸렸는데, EFT를 통해 치료 중입니다. 확실히 효과가 있는 것 같습니다. 다른 때

같으면 지금쯤 기관지염에 걸렸을 거예요"라고 말했다.

EFT 포인트 감기 치료

감기는 공식적으로 지정된 치료법이 없다. EFT를 통해 치료하고 싶으면 각각의 증상이 없어질 때까지 따로따로 태핑하면 된다.
"콧물이 나오지만, 이런 나를 받아들이고 사랑한다."
"목이 아프고 기침이 나오지만, 이런 나를 받아들이고 사랑한다."

- 짧은 강연을 통해 EFT를 처음 접한 한 여성은 그날 비행기를 탔다. 평소와 마찬가지로 착륙 직전에 콧물이 나오고 코에 통증을 느껴 휴지로 콧물을 닦으면서 EFT를 적용해볼까 하는 생각이 들었다. 그리고 곧바로 태핑을 진행하자 통증은 즉시 사라졌다. 착륙 후에도 머리가 멀쩡하고 편안했다.
- "선생님께 EFT 상담을 받은 후에 생리통이 없어졌어요. 완치된 것 같습니다"라며 한 젊은 여성이 연락을 해왔다. 그녀는 1년 넘게 겪은 극심한 생리통이 완화되어 고통지수가 9에서 3으로 낮아졌고, 생리 주기도 정확히 28일로 조절되었다. 생리량도 예전만큼 심하지 않다고 고백했다.
- 여러 가지 알레르기 때문에 환경에 민감하게 반응하던 한 남자는 태핑을 통해 일상생활의 불편함을 극복했다. 태핑에 앞서 어

릴 적 환경으로 인한 지속된 감정 문제를 다루었다. 그는 어릴 때 장누수증후군 veaky gut syndrome으로 고생을 했다. "저는 못 먹는 음식이 많았는데, 특히 날음식은 거의 못 먹었습니다. 하지만 태핑을 한 이후 몇 가지를 더 먹을 수 있게 되었죠. 그래도 발효 빵은 여전히 못 먹습니다"라고 말했다. 그래서 우리는 그 빵 문제에 대해 다시 태핑을 했다. 이후 그는 아무 문제 없이 그 빵을 실컷 먹을 수 있게 되었다.

- 한 젊은 여성이 EFT 설명회에서 흥분하며 말했다. 인터넷에서 EFT 태핑 기법을 발견하고는 발가락의 티눈을 없애기 위해 매일 적용해보았다고 한다. 그녀는 "이제 티눈이 별로 없어요!"라며 좋아했다. EFT를 티눈 제거에 사용하다니, 정말 생각지도 못한 적용에 나도 깜짝 놀랐다.

- 걸을 때 통증을 느낀다는 세 사람을 만난 적이 있다. 한 사람은 3년 동안 무릎 통증이 있었는데 다양한 방법으로 치료해도 개선되지 않았다. 또 한 사람은 전날 많이 걸어서 다리에 통증이 있었고, 나머지 사람은 무릎 부상으로 고통을 느끼는 10대 크리켓 선수였다. 세 사람 모두 상담실을 나설 때는 통증 없이 멀쩡하게 걸어 나갔다. 결과를 시험하기 위해 걸어보라고 말했더니 다들 걸으면서 이렇게 중얼거렸다.

"이게 어떻게 가능한가요?"

이게 어떻게 가능한가요?

내 상담실에서 많은 사람이 하는 말이다. EFT 설명서를 보면 태핑이 인체 경락의 균형을 되찾아주고, 다양한 문제가 일으키는 에너지 체계의 혼란을 바로잡아준다는 얘기가 있다. 하지만 아무리 그렇더라도 이런 효과들이 어떻게 가능한 걸까?

스테이시 보른브로크Stacey Vornbrock는 EFT를 통한 스포츠 부상 치료 분야를 개척하고 있는 미국의 EFT 상담사로서 프로 및 아마추어 선수들이 부상의 통증에서 벗어나 재활하도록 돕는다. 특히 부상으로부터 회복 기간을 최소로 줄이고, 오래된 부상을 완치하는 데 EFT를 적용하고 있다. 그녀에 따르면 EFT는 선수들이 자신의 실력을 더 크게 발휘할 수 있도록 도와준다. 또 태핑을 통해 단 몇 분 만에 자신의 능력을 20%가량 높일 수 있다고 보고했다.

스테이시는 부상을 입은 모든 선수에 대해 부상의 회복은 물론, 그로 인한 좌절감을 극복하기 위해 매일 태핑하길 권한다. 그녀는 이렇게 설명했다. "EFT는 정신적, 감정적, 육체적 그리고 기계적으로 막혀 있는 에너지 흐름을 세포 수준에서 풀어냅니다. 신체의 세포 수용체 영역에 쌓여 있던 스트레스성 화학물질을 내보내는 것이죠. 그러면 몸과 마음이 중화 상태가 되고, 자신이 가진 최상의 능력을 충분히 발휘할 수 있습니다."

미래의 통증 예방하기

EFT가 통증을 예방할 수 있다는 것을 입증한 여성이 있다. 내 사무실에서 멀리 떨어진 곳에 살고 있던 그녀는 내게 전화를 걸어 혈액 샘플을 채취하기 위해 며칠 후 병원에 가야 한다는 사실이 자신을 매우 우울하게 만든다고 말했다.

심각한 질병을 앓은 후, 그녀에게 병원을 방문하는 일은 매우 큰 고통이었다. 간호사들이 한 번에 혈관을 찾지 못해 항상 몸이 탈진할 정도가 되어야 검사가 끝나곤 했다. 그 때문에 병원에 갈 때마다 충격도 크고 몸에 원치 않는 멍도 많이 생겼다. 우리는 먼저 병원에서의 기억과 공포를 중화해보기로 하고 EFT를 진행했다.

일주일 후, 나에게 이메일이 도착했다.

"EFT를 너무 사랑합니다! 지난 금요일의 전화 상담은 제 우울증을 해소하는 데 정말 효과적이었어요. 오늘 아침, 혈관이 잘 보이지 않아 채혈이 어려울까 봐 생긴 두려움에 대해 먼저 태핑을 하고 병원에 갔더니 검사실에서 순조롭게 채혈을 받을 수 있었어요! 임상병리사는 제 팔 안쪽에서 금방 혈관을 찾았고, 채혈병 7개를 아주 쉽고 빠르게 채웠습니다! 검사해야 할 게 많았거든요. 저는 지금 제 몸에 생긴 멍에 대해 태핑하고 있는 중이에요. 저는 EFT와 사랑에 빠졌어요! 개리 크레이그와 당신을 사랑합니다!"

심각한 질병으로 인한 통증

심각한 질병으로 인한 통증이나 다른 증상에도 에너지 태핑은 효과를 발휘한다. 다만, 이때에는 해결되지 않은 감정 상태나 트라우마의 영향에 대해서도 다루어야 한다.

그중 많은 사례가 암으로 인한 통증이다. 이럴 경우엔 EFT 마스터 에마 로버츠Emma Roberts의 책 《Even Though I have Cancer내가 암에 걸렸을지라도》가 매우 유용하다.

그녀의 책은 주삿바늘 공포증, 진단 쇼크, 수술 두려움 등 암의 치료 과정에서 일어나는 다양한 스트레스를 해소하는 태핑에 대해 설명한다. 태핑하면서 문장들을 단순히 읽기만 해도 되고, 개인의 상황에 맞춰 다양하게 활용할 수도 있다. 다른 심각한 질병에도 이 책에서 소개한 방법을 적용할 수 있다(부록 B 참고).

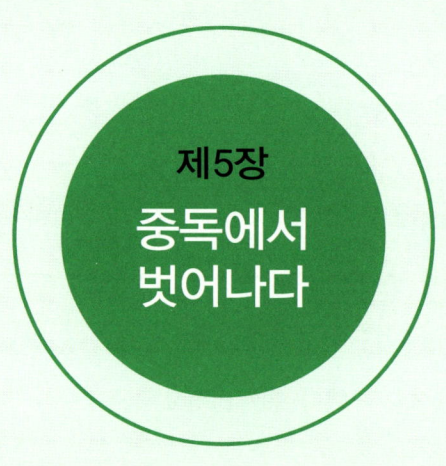

제5장
중독에서 벗어나다

EFT 과정에서 중독에 대처하는 첫 번째 단계는 갈망을 없애는 것이다. 그 효과는 일시적일 수 있고 며칠, 몇 주, 혹은 몇 개월 동안 지속되기도 한다. 효과가 떨어지면 그때 다시 EFT를 적용한다.

중독적 충동이 일어나는 순간 이 기법을 사용하거나 충동을 느끼지 않도록 미리 태핑하는 것도 좋다. 이미 유혹에 빠져버렸다면 죄책감을 완화하기 위해 태핑하는 것도 괜찮다.

중독은 본인의 의사와 상관없이 일어나는 증상이다. 자신이 미처 깨닫지 못하더라도 극도의 불안을 진정시키려는 시도이기 때문이다.

당신은 눈앞에 있는 초콜릿을 보고도 먹지 않고 잘 참을 수 있는가? 눈앞의 초콜릿을 먹는 행위는 어쩌다 즐기는 취향일 수 있지만, 아주 심각한 설탕 중독일 수도 있다.

초콜릿 섭취량을 줄이거나 없애고 싶다면 EFT를 시도해보자. 감자칩을 먹고 싶은 충동, 과당이 많은 음료나 와인을 마시고 싶은 충동, 담배를 피우거나 도박을 하고 싶은 충동, 쇼핑하고 싶은 충동 등 뭐든 멈추고 싶은 행동에 적용해보라. 당신이 진심으로 끊고 싶은 마음이 있다면 그 어떤 중독적 충동을 억제하는 데에도 효과가 있을 것이다.

하지만 이 방법으로도 중독의 원인인 마음속 깊이 존재하는 감정 문제를 완벽히 제거하지는 못한다. 따라서 충동은 다시 찾아올 것이다. 만약 EFT로 중독을 영구적으로 치료하고 싶다면 '눈물 없는 트라우마 기법'이나 '영화관 기법'(제7·8장 참고)을 활용해 중독의 에너지 원인을 다루어야 한다. 원인을 다루기 위해서는 스스로 한 번 또는 여러 라운드의 태핑을 진행해야 한다. 정도가 심각한 중독이라면 대부분의 경우 EFT 상담사의 도움이 필요하다.

감정적 폭식

'감정적 폭식 영원히 멈추기' 수업을 진행할 때 사람들은 가장 먼저 '갈망 제거하기' 기법을 배운다. 그런 다음 이 기법을 자신이 탐닉하는 다양한 음식에, 또는 매번 식사하기 전에 꾸준히 적용해야 한다.

우리는 분노, 불안, 긴장, 죄책감 등을 느낄 때 즉각적인 만병통치약으로 음식을 선택한다. 음식은 잠시 동안 효과를 발휘한다. EFT 다큐멘터리 영화 〈The Tapping Solution 태핑 해법〉에서 EFT 마스터 캐럴 룩스Carol Looks은 "파이를 먹는 동안에는 화가 날 수 없다"고 말했다. 우리는 스스로 불행하다고 느낄 때, 그게 무엇 때문인지 깨닫기도 전에 필요 이상의 음식을 습관적으로 먹는 경향이 있다는 얘기다.

음식에 대한 중독을 치료하기 어려운 이유는 사람은 생존을 위해 매일 식사를 해야 하기 때문이다. 하지만 감정적 음식 섭취에서 영원히 벗어나기 위해 노력한다면—적어도 가끔은—몸속에 지방을 비축하고 건강하지 않은 식품에 손을 뻗기 전에 기꺼이 멈출 수 있다.

음식을 집는 순간 자신에게 묻는 것이다.

"잠깐! 내가 이 _____을(빈칸에 갈망하는 음식을 써넣는다) 먹어서 묻어버리려는 감정은 뭐지?"

그러고 나면 나머지는 태핑으로 아주 쉽게 해결할 수 있다. 아무 생각 없이 음식을 집어 먹기 전에 이렇게 말하면서 태핑을 시도한다.

+ **확언**   나는 나를 위한 시간이 없고 항상 바쁘기만 해서 화가 났어. 그래서 이 크림빵을 먹었지만, 나는 이런 나를 마음속 깊이 완전하게 받아들이고 사랑한다.

+ **요약**   나는 너무 화가 난다.

지금 당장의 분노를 진정시킨 후 음식에 대한 갈망이 어떻게 변하는지 살펴보자.

분노가 0이 될 때쯤이면 하루 일과의 순서를 바꿔서 스트레스를 덜 받는 방법이 문득 떠오를 수도 있다. 그렇게 되면 크림빵을 먹을지 말지 자신과 싸울 필요도 없다. 빵은 자연스럽게 매력을 잃고 당신은 빵에 대한 관심을 잃어버린다. 이것이 바로 인식의 전환이다. 이 정도 단계에 이르면 대부분의 사람은 좋아하던 음식의 냄새나 맛이 너무 달라져 더 이상 식욕에 굴복하지 않는다고 말한다.

이렇게 EFT를 활용하면 음식에 대한 욕망을 다이어트와 정신력으로 극복하지 않아도 된다.

아래에 다른 방법 몇 가지를 더 소개한다.

EFT와 중독적 갈망에 대한 과학적 연구

2010년 호주 퀸즐랜드에 있는 그리피스 의과대학Griffith University Medical School의 페타 스테이플턴Peta Stapleton 박사는 EFT 기법을 가르치는 여덟 시간짜리 프로그램을 개설했다. 그리고 6개월과 12개월 뒤 두 차례에 걸쳐 프로그램에 참여한 사람들의 경과를 지켜보았다. EFT 프로그램에 참여한 사람들은 96명의 비만 환자들이었고, 일상에서 EFT를 적용할 수 있도록 교육받았다.

이 프로그램의 목적은 음식에 대한 갈망, 음식과 마음의 연관성에 대해 알려주는 것이었다. 스테이플턴 박사는 스트레스 해소, 휴식, 재발 방지 그리고 성공을 위한 목표 설정 등에 대한 EFT를 함께 교육했다. 그 과정에서 신체 이미지, 비논리적 신념, 가족 관계 그리고 긍정적 변화를 스스로 주도할 수 있도록 개개인의 잠재력을 끌어내는 데 초점을 맞추었다.

경과를 지켜본 결과, 음식 갈망과 몸무게에서 모두 의미 있는 감소 추세가 나타났다. 또 참여자들이 프로그램 이후에도 필요할 때마다

EFT를 적용하자 그 효과가 1년이 지나도록 지속되었다.

> ### 기본 EFT 기법
>
> ① **주제 고르기**: _____에 대한 나의 갈망
> ② **고통지수 매기기**: 현재 내가 중독된 대상에 대한 충동의 세기를 0부터 10까지 점수로 매긴다.
> ③ **기본 EFT 과정 실행하기**:
>
> + **확언**   나는 _____에 대한 갈망이 있지만, 이런 나를 받아들이고 사랑한다.
> + **요약**   이 _____에 대한 갈망.
>
> 태핑 포인트마다 갈망을 절절하게 표현해도 효과가 좋다. 예를 들면 "이 초콜릿 없이는 못 살아", "지금 먹어야만 해", "초콜릿이 너무나 맛있어", "초콜릿 없는 세상 무슨 재미로 살아" 등.
> ④ **고통지수 다시 매기기**: 0부터 10까지 충동의 세기를 점수로 다시 매긴다.
> ⑤ **고통지수가 0이 될 때까지 반복하기**: 마지막에는 일시적으로 그 음식에 대한 섭취 욕구가 모두 사라진다.

상담 사례

▶ **준**: 당장 담배를 피워야겠어요.

준은 담배를 끊고 싶었다. 개리 크레이그의 관점에서 볼 때 마지못해 담배를 피우는 흡연자의 딜레마는 이런 것이다. "그들은 담배로 감

정을 진정시키려 한다. 그러니 그런 감정 문제를 해결하기 전까지는 담배를 끊기 매우 어려울 것이다." 부정적 감정이 일어나는 원인을 살펴보면, 그 기저에는 모두 신체 에너지 경로의 혼란이 있다. 그러므로 이 에너지 흐름의 균형을 되찾으면 담배와 다른 중독의 감정적 원인도 시들해진다.

이런 전제를 바탕으로 내가 준에게 가장 먼저 제안한 행동은 불 붙이지 않은 담배를 손에 들고 있으라는 것이었다. 현재의 갈망을 강화해 결론적으로는 아주 완벽하게 갈망을 없애버리기 위한 조치였다. 마침내 준의 갈망 강도는 9에 이르렀다.

그 상태에서 한 차례 EFT 태핑을 진행하자 갈망이 7로 떨어졌다. 그녀는 놀라는 모습이 역력했지만 개의치 않고 계속해서 태핑을 반복했다.

- **확언** 나는 이 담배에 대한 갈망이 무척 크지만, 이런 나를 (항상은 아닐지라도) 어찌 되었든 받아들이고 사랑한다.
- **요약** 내가 이렇게 원하는 담배를 빼앗지 마세요. 나는 이 담배를 피울 거예요. 나를 막으려 하지 마세요.

준은 요약 문장을 다양하게 내뱉었다. 이 모든 말은 단순히 그 순간의 감정을 표현한 단어의 조합일 뿐이었다. 결국 태핑을 시작하고 3분 만에 담배를 피우고 싶다는 충동이 완전히 사라졌다. 자신의 갈망을 억지로 참은 게 아니라, 그 순간만큼은 담배에 대한 관심이 없어진 것이다. 그녀는 이 결과를 믿기 힘들다고 했다. 바로 이것이 EFT가 성취할 수 있는 결과이고, EFT가 쉬운 이유 중 하나이다.

그런데 태핑을 마친 준은 상담실을 나가면 다시 충동적으로 담배를 피울 것 같은 두려움이 밀려온다고 했다. 그래서 나는 이렇게 말해주었다. "만약 그렇게 된다면 두 가지 선택이 있습니다. 하나는 담배를 그냥 피우는 것이고, 다른 하나는 지금 태핑으로 충동을 없앤 것처럼 다시 태핑하는 것입니다." 그리고 다음과 같이 자세한 설명을 덧붙였다.

- 지금 나와 함께 한 대처 방법은 일시적이지만 매우 효과적인 도구이다. 그 덕분에 이제 당신은 담배와의 전쟁에서 한층 강해졌을 것이다. 그렇다고 당신이 앞으로 담배를 피우고 싶은 충동이 생길 때마다 '태핑으로 이 갈망을 없애야지!' 생각하며 실제로 실천할 거라고 보지는 않는다. 하지만 갈망이 사라지지 않더라도 태핑을 계속한다면 당신의 마음속에 깔려 있는, 충동을 부추기는 에너지 스트레스를 제거할 수 있을 것이다. 그리고 결국 당신은 고통 없이 그리고 영구적으로 담배에 대한 흥미를 완전히 잃어버릴 것이다.

그녀는 갈망의 원인인 스트레스가 무엇인지 모르겠다고 했다. 자신이 흡연자라는 생각에 이미 익숙해 있었던 것이다. 공공장소에 있을 때 '손이 심심해서' 담배를 피운다고 했다. 우리는 불안한 사회성이 문제의 시작일 거라는 데 의견을 모았다. 그리고 이런 생각을 바탕으로 더 많은 이야기를 나누었다.

- 담배는 당신에게 또 어떤 기쁨을 주는가?
- 언제, 왜 흡연을 시작했나?
- 담배를 피우고 싶은 충동이 생기면 몸에서 어떤 신호를 보내나?
- 그 느낌을 언제 처음 느꼈는가?
- 그 당시 당신의 인생에서는 어떤 일들이 벌어지고 있었나?

이러한 질문에 대한 답을 통해 지금 그녀에게 필요한 것들이 밝혀졌다. 그리고 그 과정에서 생기는 불편함은 태핑으로 없앴다. 결국 준은 오래전부터 가지고 있던 자신감 부족 때문에 흡연을 시작했다는 사실을 깨달았다.

그리고 강한 의지를 가지고 여러 가지 방법으로 담배를 끊으려 하면 다른 습관이나 중독(폭식, 커피 또는 술 중독, 손톱 물어뜯기 등)이 생겨 결국 악순환이 반복되었다는 것도 기억해냈다.

흡연 자체는 문제가 아니었다. 흡연은 다른 문제의 증상일 뿐이었다. 준은 EFT를 통해 감정 문제의 원인을 밝히고 치료하는 마음 여행을 떠나기로 했다. EFT야말로 핵심 주제를 찾아내고 다루는 데 가장 빠른 방법이었다.

흡연자에게 EFT 태핑을 하면 자신의 갈망이 즉각적으로 감소하는 것을 경험하고는 금연 성공에 대한 희망이 높아진다. 그리고 중독 기저에 있는 감정적 원인에 지속적으로 태핑을 사용하면 실제로 금연에 성공할 가능성도 매우 크다.

게다가 니코틴 금단 증상이 나타날 가능성 또한 거의 없다. 이에 대해 개리는 이렇게 설명한다. "니코틴이 체내에서 빠져나가면 담배로 억제하려던 풀리지 않은 감정 문제가 하나 둘씩 표면으로 올라온다. 그 때문에 담배를 끊으려고 하면 불안하고 짜증이 나는 것이다." 따라서 감정 문제를 해결하면 니코틴에 대한 금단 증상도 나타나지 않는다.

집단 사례

EFT에 대해 대중 강연을 할 때면 항상 초콜릿으로 갈망 제거 기법을 선보인다. 언제 어디서 어떤 강연을 하든 초콜릿에 탐닉하는 사람은 꼭 한두 명 이상 있기 마련이다. 초콜릿을 좋아하는 사람 중에는 심지어 태핑 결과는 일시적일 수 있다고 아무리 말해줘도 태핑을 하고 나서 초콜릿을 싫어할까 봐 망설이는 경우도 있다.

그런 사람에게 초콜릿 탐닉은 아주 중요한 삶의 요소이다. 사람들은 자신에게 즐거움을 주고 불편한 마음을 없애주는 음식이 사라진다는 생각만으로 기분이 나빠지기도 한다. 하지만 또 한편으로는 비만의 원인이며 건강을 해치는 더 광범위한 설탕 중독의 일종인 초콜릿 중독을 걱정하기도 한다.

나와 함께 시범을 보인 사람들은 모두 눈앞에 보이는 초콜릿에 대해 갈망 10에서 태핑을 시작했다. 그런데 놀랍게도 태핑을 하자 곧바로 그 갈망이 줄어들거나 완벽하게 없어졌다.

나는 이런 성공에 너무나 익숙해져 한 시간짜리 강의 후반부에 모험을 강행하기도 했다. 한번은 갈망 제거 기법을 아직 소개하지 못한 상태에서 강의 시간이 5분 정도밖에 남지 않았다. 강연에 대한 청중의 반응이 매우 좋아서 그대로 마무리해도 아주 만족스럽게 끝날 터였다. 하지만 나는 모험을 하기로 했다.

"혹시 초콜릿을 좋아하는 사람 있나요?"

그랬더니 12명이 손을 들었다. 만약 이 방법이 실패한다면 지금까지 좋은 반응을 보인 청중이 얼마나 실망할까 걱정스럽기도 했다. 하지만 나는 그 12명에게 초콜릿에 대한 갈망을 제거하고 싶은 사람이 있냐고 물었다. 강연 내내 EFT의 놀라운 효과에 대해 이야기한 것이 잘 전달되었는지 한 여성이 "저한테서 초콜릿을 빼앗지 마세요!"라고 소리쳤다. 나는 EFT에 참여하는 것은 자신의 선택이라고 말해 그녀를 안심시켰다.

12명 중 5명이 자원했고, 5명 모두 처음에는 높은 정도의 갈망을 가지고 있었다. 남아 있는 시간을 체크하면서 5명과 함께 태핑을 세 라운드 진행했다. 그리고 서서히 그들이 가진 갈망의 세기가 떨어졌다.

한 여성이 놀라움 가득 찬 목소리로 말했다.

"죽기 전에 제가 이런 말을 하게 될 줄은 몰랐네요. 이 초콜릿이 먹고 싶지 않아요!"

나머지 4명도 그녀의 말에 동의했고, 나는 안도의 한숨을 내쉬었다. 그렇게 EFT의 효능을 다시 한 번 입증했다.

제6장
감정과 증상의 원인이 사라지다

EFT는 증상과 그 증상을 유발하는 원인의 에너지 구조를 다룬다. 자신을 불편하게 만드는 감정이나 신체 증상을 태핑으로 완화할 수 있다면 이제 당신에게는 소중한 능력이 하나 더 생긴 셈이다. 하지만 EFT의 효과는 그게 전부가 아니다.

밖으로 나타난 증상이 관심을 끌기도 하고 태핑을 통해 증상이 사라질 수도 있지만, 그 증상을 일으킨 원인을 제거할 수 있다면 EFT의 효과는 훨씬 크다. 그리고 EFT를 통해 문제 원인에 생각보다 쉽게 접근할 수 있다.

많은 사람이 "과거를 잊고, 현재에서 살라"고 이야기한다. 이 말의 의미는 아마 '과거의 모든 고통을 잊어라. 혹은 과거의 고통에서 벗어나 현재에 집중하라'는 뜻일 것이다. 하지만 문제는 '고통이 절대로 당신을 잊지 않는다'는 사실이다. 해결하지 못한 고통은 우리 자신 어디엔가 잠재해 있다가 결국 다른 사람에게까지 영향을 미친다. 처치 박사는 "감정적 상처는 마음에 독이 되고, 신체를 퇴화시키며, 가족과 사회를 분열시킨다"라고 말했다.

또 해결하지 못한 과거의 감정은 현재의 불행에 연료가 된다. 그래서 작은 문제를 크게 악화시키는 역할을 한다. '왜 나에게만 항상 이런 일이 일어나지?'라는 생각을 해본 적이 있는가? 무의식 속에 숨어 있는 감정 문제가 유사한 불행을 지속적으로 초래한다고 믿는 사람도 있다.

스스로 인식하지 못하더라도 특정 스트레스는 신체에 영향을 미친다. 오랜 시간 잊힌 사건에 대해 태핑을 하다 보면 수년 또는 평생 갖고 있었지만 이제야 나타나는 복잡하고도 많은 감정에 사람들은 놀라움을 감추지 못한다.

반복해서 일어나는 고통스러운 상황은 실제로 고통의 원인을 제거할 수 있는 또 다른 기회가 되기도 한다. 현재에 충실하게 살기 위해서는 현재를 방해하는 과거의 고통을 해소해야 한다. 그리고 과거의 고통을 찾아내는 방법은 "나는 지금 어떤 감정을 느끼고 있는가?", "어떤 생각을 하고 있는가?" 등 스스로에게 질문을 던지며 자신의 감정에 집중해 확인하는 것이다.

만약 그 질문에 대한 답이 부정적이라면, 자신은 현재 부정적 감정을 느끼고 있는 것이므로 그 결과가 나타나 현재를 고통스럽게 하기 전에 태핑을 통해 영원히 제거해야 한다.

처음에는 몸에 나타난 증상에 대한 태핑부터 시작해 점점 원인으로 옮겨가는 과정은 초보자라도 가능하다. 제일 먼저 간단한 질문을 던져보자.

"지금 내가 갖고 있는 이 감정, 이 생각, 이 문제는 무엇을 떠오르게 하는가?"

동반되는 신체적 감각에 대해 질문할 수도 있다.

"이 가슴 압박은 무엇을 떠오르게 하는가?"

스스로의 약점 지우기

"그 사람은 내 약점을 건드린다"라는 표현이 있다. 약점이나 평상시 어떤 상황에서 습관적으로 나타나는 불편한 반응이 있다면, 그것은 어떤 요인에 대한 증상이라고 볼 수 있다. 우리는 자신의 약점을 감당하느라 많은 시간과 에너지를 소비한다. 화가 나거나 속상할 때, 남을 탓할 때, 불평할 때, 내 약점을 건드린 사람에게 복수할 방법을 찾을 때 등 약점과 관련한 감정들을 해결하느라 꽤 많은 노력을 한다.

하지만 그럼에도 그 약점은 해결되지 않은 채 반복해서 자신을 괴롭히고 자극한다. 의도적이든 아니든 약점을 지적받으면 자신도 모르게 반응하는 것은 자연스러운 일이다. 하지만 반응하지 않을 수 있다면 훨씬 더 좋지 않을까? 약점으로 불편한 감정이 느껴질 때 자신에게 가장 중요한 질문을 던져보자.

"이 기분은 무엇을 떠오르게 하는가?"

그러고는 어떤 답이든 생각나는 대로 적어본다. 이때 생각나는 내용들이 스트레스의 원인이고, EFT를 통해 그 스트레스를 제거할 수 있다.

이와 같이 감정과 원인의 연결 고리를 발견하고 원인을 제거해 좀 더 긍정적 삶의 자세를 얻는 것이 EFT 기법의 가치이다. 이런 EFT의 장점에 대해 어떤 사람은 이렇게 말했다.

"저는 원래 새로운 것에 도전하는 걸 두려워하는 성격이라고 생각했어요. 하지만 EFT를 통해 엄청나게 겁이 많았던 여섯 살 때를 기억해내고 태핑을 시작했죠. 그러고 난 뒤 자신에 대한 느낌이 완전히 달라졌습니다. 제가 알고 있던 제 모습은 진짜가 아니었어요."

실행 방법

다음은 남녀노소 모두에게 일어날 수 있는 상황이다.

"몹시 화가 납니다. 계속 마주쳐야 하는 그 사람(가족, 친구, 이웃, 직장 동료, 직장 상사, 시어머니 등)이 신경 쓰입니다. 그 사람은 비록 사실이 아니더라도 언제나 제가 부족하다는 걸 암시하는 것 같습니다. 직접 말하지 않아도 그 사람은 표정이나 행동 등으로 항상 제가 부족하거나 틀렸다는 것을 암시하는 표현을 합니다. 그 사람은 눈만 마주쳐도 눈총을 줍니다. 사실은 그게 아니라고 말하고 싶지만 변명하는 것 같고, 저만 우습게 보일까 봐 그러지도 못합니다. 그 사람에게 정통으로 한 방 먹이고 싶습니다. 저는 그 사람을 절대로 만족시킬 수 없을 겁니다. 정말 오래된 감정입니다. 그래서 항상 그 사람 곁에 있을 때는 긴장이 됩니다. 머리가 터질 것같이 스트레스를 받습니다. 어떻게 해야 할지 모르겠습니다."

이 사람은 자신이 느끼는 감정이 어떤지 잘 알고 있는 상태이다. 다시 생각해보자. 이 기분은 어떤 일 또는 누구를 떠오르게 할까?

- 아무것도 없습니다.
- 음, 같은 행동을 한 고등학교 때 선생님이 생각납니다.
- 초등학교 때 있었던 _____ 일이 생각납니다.
- 생각해보니 제 어머니의 행동도 비슷했던 것 같네요. 속이 뒤집히는 느낌을 똑같이 느꼈죠.

이것이 바로 다음 단계이다. 비슷한 맥락이나 느낌을 가진, 가장 처음 생각나는 가장 강력한 사건을 떠올려보자. 여기에 대해서는 다음 장에서 설명할 '이야기 기법' 혹은 '영화관 기법'을 적용하면 좋다. 맺힌 감정을 풀어버릴 수 있을 것이다.

상담 사례

▶ **라나**: 저는 자격이 없는 것 같아요.

불편한 친구 때문에 진행한 첫 태핑에서 라나의 불안감은 매우 극심했다. 그 친구가 나타나면 라나는 자신이 아무 자격도 없는 사람처럼 느껴졌고, 어떻게 행동해야 할지 모를 만큼 당황했다.

나는 "그런 느낌이 무엇을 떠오르게 하나요?"라고 물었다. 그러자 그녀는 아버지에게서 같은 느낌이 들었던 기억을 떠올렸다. 우리는 아버지와 관련한 기억 중 지금까지도 자신을 불편하게 만드는 장면을 찾아내기 위해 노력했다.

어린 시절, 아버지와 함께 있을 때 라나가 천진하게 욕을 한 적이 있다. 아버지는 나중에 그녀 때문에 사람들 앞에서 창피했다며 심하게 꾸중을 했다. 라나는 그때의 기억을 생생하게 떠올렸고, 우리는 그 장면에서 생겨난 스트레스에 대해 태핑을 시작했다.

+ **확언** 아버지는 내가 버릇없는 아이라고 생각하지만, 나는 이런 나를 받아들인다.
+ **요약** 나는 버릇없고 수치스러운 사람이다.

고통스러운 생각을 계속 말로 표현했기 때문에 이 단계에서 라나 역시 많은 EFT 초보자처럼 힘들어했다. "나는 버릇없고 수치스럽다"라는 것은 그녀 자신이 아닌 다른 사람의 생각이지만, 그녀가 완전히 자기 것으로 만들어버린 것이다. 그러니 거부감을 느끼는 것은 당연한 일이었다. 다른 상담 기법을 활용했다면 그녀의 부정적 감정을 부각시키는 이런 표현을 계속하지 않았겠지만, 나는 EFT가 다른 치료 방법과 확연히 다르다는 점을 분명히 설명했다.

> **EFT 포인트** 문제가 있는 자신을 받아들이기

우리 몸속 에너지 흐름을 막고 있는 혼란을 태핑으로 제거하는 과정에서 우리는 제거하거나 해소하고 싶은 문제를 말한 뒤 "나는 이런 나를 마음속 깊이 완전하게 사랑하고 받아들인다"라고 마무리한다. 태핑을 하는 동안은 부정적 표현도 안전하며, 더욱이 효과적이기까지 하다. 많은 경우 우리는 문제에 직면하기보다 외면하거나 다른 방식으로 회피하곤 한다.

하지만 EFT에서는 부정적 감정을 말로 표현함으로써 문제가 있는 자신을 있는 그대로 받아들이도록 유도한다. 이 부분이 EFT가 뛰어난 효과를 보이는 중요한 이유 중 하나이다.

라나도 힘들지만 이 과정이 효과가 있을 거라는 사실을 곧바로 받아들였다. 그리고 자신에 대한 잘못된 생각을 없애기 위해 태핑을 시작했다. 태핑으로 스트레스가 줄어들자 그녀는 "아버지가 틀렸어요. 나는 버릇없는 게 아니었고 그 단어가 욕이라는 것을 몰랐을 뿐이에요. 이제 머릿속이 편안하고 조용해요"라고 말했다. 그녀는 자신을 불편하게 만드는 그 친구와의 관계도 회복되기를 기대했다.

상담 사례

▶ **테드**: 저는 항상 말이 지나쳐서 걱정입니다.

우울증과 집안 문제로 인한 스트레스를 줄이기 위해 전화 EFT를 진행하던 석유 굴착 노동자 테드는 떠오르는 대로 아무 생각 없이 말하는 경향이 있어서 걱정이라고 했다. 그 자신에게는 아주 심각한 문제였다.

지난 몇 년간 쓸데없는 말참견을 하거나, 상대방이 원치 않는 이야기를 해서 친구들과 동료들을 불쾌하게 만든 적이 많았다. 이런 습관 때문에 직장을 잃은 적도 있다. 아직도 말을 참지 못하는 습관 때문에 지금 다니는 직장을 잃을까 봐 신경이 날카로웠다.

"테드, 이 문제에 대해 생각해봐요. 말을 하고 싶은 충동이 생길 때 어떤 감정을 느끼나요?"

그는 기억을 되살리려고 입을 다물었다.

"그리고 그 감정과 연결되어 떠오르는 어떤 기억이 있나요?"

"네, 제 어머니요."

테드가 어릴 적 어머니는 테드가 의견을 말로 표현하지 못하도록 윽박지르곤 했다. 그에게 의견을 묻지도 않았고, 그의 생각을 존중하지도 않았으며, 그의 선택은 뭐든지 무시했다고 한다. 그래서 성인이 되었을 때 그는 자신이 하고 싶은 말을 자유롭게 할 수 있다는 사실이 너무 좋았다. 하지만 마흔 살이 되자 이러한 충동을 통제하기가 불가능했다.

우리는 충동적으로 말해선 안 되는 것까지 말할까 봐 걱정하는 마음에 대해 태핑을 시작했다.

+ 확언   나는 내가 실수로 한 말 때문에 다른 사람에게 상처를 줄까 봐 걱정되지만, 이런 나를 받아들이고 사랑한다.
+ 요약   또 쓸데없는 말을 할까 봐 걱정된다.

그 후 테드와 나는 영화관 기법(제7장 참고)을 활용해 직장 동료와 있었던 최근 사건과 그 스트레스를 점차 줄여나갔다. 테드는 그 사건에 대한 분노와 두려움에 집중하자 몸을 떨기 시작했고 이내 온몸이 경직될 정도로 긴장했다. 그를 진정시키기 위해 우선 증상을 없애는 태핑을 시작했다.

+ 확언   몸이 떨리고 경직되지만, 이런 나를 받아들인다.
+ 요약   나는 떨리고 경직된다.

태핑 후, 감정의 고통지수는 서서히 감소해 그때의 기억이 더 이상 고통스럽지 않았다. 그리고 현재 상황에 대해서도 이제 '문제를 스스로 컨트롤할 수 있다'는 자신감이 생겼다. 또 어릴 때 부모의 태도 때문에 아버지와 어머니를 완벽히 신뢰할 수 없었던 슬픔도 태핑으로 완화했다. 그는 슬픈 목소리로 말했다.

"부모님을 신뢰할 수 없다면 누구를 믿을 수 있겠어요?"

그날 이후 테드는 충동적으로 말할 뻔한 적이 많았지만 자제할 수 있었다. 그런 충동이 생길 때마다 태핑으로 두려움을 극복했다. 어느 작은 모임에서 그는 다른 사람이 모르는 사실을 알고 있었지만, 그 내용이 타인에게 상처를 줄 수 있다는 점을 떠올렸다. 예전 같으면 망설임 없이 말했겠지만 이번에는 충동을 참을 수 있었다.

"태핑은 저에게 정말 힘이 됩니다. 그리고 효과가 얼마나 빠른지 놀랍습니다."

그는 자신에게 자제력이 생겼다는 사실에 큰 기쁨을 느꼈다.

상담 사례

▶ **이네즈**: 나는 슬픈 사람입니다.

한 EFT 수업에서 만난 이네즈는 59세의 이민자였다. 그녀는 영어를 잘 못한다는 생각 때문에 여러 사람이 있는 데서는 말을 못 한다고 했다. 그녀는 태핑을 하면서 수업을 같이 듣는 사람들에게 나타난 긍정적 변화를 보고서야 조심스레 말을 꺼냈다. 그녀는 평생 슬펐다고 고백했다.

"제가 무엇을 하든 어떤 감정을 느끼든 마음 깊은 곳에는 항상 슬픔이 있어요."

"그 감정은 어떤 기억을 연상시키나요?"라고 묻자 "할아버지의 죽음요"라고 대답했다. 할아버지가 돌아가실 당시 그녀는 태어난 지 4주밖에 안 된 아기였다. 그럼에도 이 사건이 자신의 인생 빛깔을 결정하는 중요한 요인이었다고 했다.

인생의 활력을 앗아간 슬픔은 중요한 결정을 할 때마다 좋지 않은 영향을 미쳤으리라 예상할 수 있었다. 이네즈의 문제는 좀 더 긴 과정의 치료가 필요한 감정일 수도 있다. 일단 나는 할아버지의 죽음을 경험한 어머니의 깊은 슬픔을 아기이던 이네즈가 공감한 사건으로 바라보았다. 어떤 이유인지 몰라도 손녀딸이 그 슬픔을 아직 내려놓지 못하고 있었던 것이다.

나는 그 가능성을 확언과 요약으로 정리해 다른 동료들과 함께 몇 라운드 태핑을 진행했다.

+ **확언** 어머니의 슬픔을 공유한 다음 그 슬픔을 내려놓을 방법을 아직 찾지 못했지만, 이런 나를 완벽히 받아들이고 항상 내가 할 수 있는 최선을 다하고 있다. 이 슬픔은 지난 60년간 나와 함께 있었지만, 나는 이제 그걸 내려놓을 수 있고, 어머니의 슬픔과 상관없이 이런 나를 받아들이고 사랑한다. 어머니가 슬퍼하는 모습을 보고 평생 동안 나도 슬펐지만, 나는 어머니가 아니다. 이제 나는 자유롭고 행복해도 괜찮다. 그

리고 이런 나를 받아들이고 사랑한다. 이 슬픔을 내려놓더라도 나는 사랑받을 수 있다.

+ **요약** 이 슬픔.

몇 라운드 태핑한 후, 이네즈의 얼굴이 환해졌다. 그녀는 숨을 깊게 들이마신 후 이렇게 외쳤다.

"더 이상 슬프지 않아요!"

강연장을 나가면서 보여준 생기 있는 눈빛은 그녀가 새로운 사람이 되었다는 분명한 증거였다.

상담 사례

▶ **빌**: 뭔가 안 좋은 일이 있었는데 뭔지 모르겠어요.

60대 트럭 기사인 빌은 자신의 여자 친구가 EFT를 통해 큰 효과를 얻었다면서 궁금한 마음에 EFT 과정에 참여했다. 처음에 그는 풀어야 할 스트레스가 하나도 없다고 했지만, 곧 죽은 아들에 대한 슬픔을 털어놓으면서 지난 30년간 매일 슬퍼했다고 말했다.

스트레스로 인한 긴장이 서서히 커져가는 경우, 우리는 스트레스를 받고 있다는 사실조차 느끼지 못한다. 개구리를 끓는 물에 넣으면 뜨거워서 단번에 튀어나오지만, 차가운 물에 넣은 후 서서히 온도를 올리면 자신이 익어가고 있다는 것도 모른 채 가만히 있는다는 이야기가 있다. 우리도 이와 같은 방식으로 스트레스에 반응하는데, 빌 역시 예외가 아니었다.

빌은 아직도 병원에서 벌어진 충격적인 일을 생생하게 기억하고 있었다. 그는 갓 태어난 아기를 두 시간이나 안고 있었지만 선천적 기형으로 아기는 결국 눈을 감고 말았다. 그리고 간호사가 아기의 사망 소식을 전했다.

- **+ 확언** 그때의 안 좋은 일로 아직도 고통을 느끼지만, 이런 나를 받아들인다.
- **+ 요약** 아들의 죽음에 대한 슬픔.

그는 잠시 태핑을 하는 것만으로도 마음에 큰 위안이 되었다며 매우 놀라워했다. 이제는 어느 정도 그 고통을 내려놓을 수 있을 것 같다고도 말했다. 그는 다음번 태핑 과정에서도 EFT의 강력한 힘을 경험했다.

"이것은 무엇을 연상시키나요?"라고 묻자, 자신은 항상 큰 짐을 들고 사는 것처럼 느껴진다고 털어놓았다. 어린아이였을 때 자신에게 안 좋은 일이 벌어진 것 같은데, 그게 정확히 무엇인지 기억하지 못했다. 그는 종종 왜 이렇게 마음이 무거운지, 그 일이 무엇인지 생각하며 의아해하곤 했다. 그리고 대부분의 사람이 어린아이 때의 사건을 기억하지 못하는 것은 당연하므로 태핑으로 그 사건을 기억해낼 수 있다는 말에도 의문을 가졌다. 나는 "한번 해봅시다"라고 말했다.

- **확언**   내가 두 살 때 무슨 일이 일어났는지 기억도 나지 않고 뭔가 안 좋은 일이 있었던 것 같지만, 이런 나를 받아들인다.
- **요약**   나는 기억을 못 한다.

조금 전 자신에 대해 털어놓은 것이 도움이 되었던지 그는 바로 자신의 목에 뭔가 걸려 있는 것 같다고 했다. 이는 기억과 연관된 감정의 새로운 부분이었다. "딱딱한가요? 아니면 부드러운가요?"라고 묻자 "물렁물렁해요. 반창고 같아요"라고 대답했다.

우리는 계속 태핑을 하면서 이야기의 남은 부분을 기억해냈고 동시에 마음을 진정시켰다. 이야기의 실타래는 작은 조각조각으로 튀어나왔지만 모두 다 끌어내 연결할 수 있었다.

빌은 두 살 때 유행성 이하선염에 걸렸는데, 그때 어머니가 부은 그의 목에 따뜻한 수건을 올려주었다. 그런데 그 처방이 오히려 빌의 목을 더 붓게 만들어 버렸다. 위급한 상황에서 빌은 즉시 병원으로 이송되었고, 의사가 목을 절개한 후 호흡관을 삽입해야 했다. 아마도 수술 이후 반창고를 붙이고 있었거나, 수건에 대한 기억이 반창고로 남아 있는 것 같았다.

태핑이 끝난 후 빌은 더 이상 무거운 기분에 사로잡히지 않았고, 오히려 큰 안도감을 느꼈다. 그를 불편하게 만든 트라우마를 확인하고 짐을 내려놓았기 때문이다. 평생 모르고 지나갔을 사건을 기억해냄으로써 트라우마를 극복한 것이다.

"다 풀렸어요! 놀라울 만큼 후련합니다."

맺힌 감정을 풀어주는 EFT의 놀라운 효과였다.

제7장
불편한 기억을 없애다

이번에 소개할 기법은 초보자가 스스로 여러 가지 불편한 기억을 없애는 데 사용할 수 있는 안전한 방법이다. 참고로 트라우마를 완전히 없애기 위해서는 경험이 풍부한 EFT 전문가의 도움이 필요하다.

여기서 소개하는 기법은 개리 크레이그가 제안한 '이야기 기법'과 '영화관 기법'을 합친 것이다. 이야기 기법은 말하기를 강조하고, 영화관 기법은 기억을 영상화해 마치 영화처럼 마음속에 형상화하는 걸 강조한다. 여기서는 두 가지 테크닉을 합쳐 영화 장면을 설명하듯 소개하려 한다.

이 기법은 준비가 되었다는 느낌이 들기 전까지 아무런 행동도 요구하지 않는다. 따라서 다짐이나 용기도 필요 없으며, 불행한 기억을 여러 번 반복해 떠올릴 필요도 없다.

이야기 기법과 영화관 기법의 큰 차이는 '사생활 보호'라는 점에 있다. 다른 사람과 함께 문제를 풀어나가고 있는 상황에서 자신에게 있었던 일을 알리고 싶지 않다면 영화관 기법을 사용하면 된다.

계속해서 머릿속으로 기억을 영화라고 생각하며 떠올린다. 이 과정에서 불편하거나 솟구치는 감정이 느껴질 때만 상담사에게 얘기한다. 그리고 그 감정을 태핑으로 진정시키고, 영화의 다음 장면으로 넘어간다.

이야기 기법·영화관 기법

① **선택하기**: 전체를 설명하려면 1~2분 정도 소요되는 사건 중 가장 걱정스러운 감정이 느껴지는 장면을 고른다. 이런 장면이 여러 개라면 다 골라서 하나씩 차례차례 진행한다. 골라낸 짧은 기억에는 '배신의 순간', '나를 때렸어요' 등 각각의 제목을 붙인다.

② **초기 고통지수 매기기**: 이 기억을 다시 마주쳐야 한다는 사실을 알고 있는 상태에서—내담자가 불편한 기억과 마주할 수 있을 만큼 마음의 준비를 갖췄을 때만—이 상황이 초래하는 불안감의 세기를 0~10으로 매긴다. 이 초기 불안감이 0이 될 때까지 태핑한다.

③ **서술하기**: 마음을 진정시킨 후, 사건이 일어나기 직전부터 전개 과정을 천천히 이야기한다. 만약 내용을 말하고 싶지 않으면 마음속으로 사건을 영화 장면처럼 재생한다.

④ **멈추고 태핑하기**: 사건을 머릿속에서 재생하는 동안 감정의 동요가 일어나는 순간 멈춘다. 그리고 다음 장면으로 넘어가기 전에 감정의 강도가 0이 될 때까지 태핑한다.

⑤ **계속하기**: 사건을 장면 하나하나 세심하게 살펴보면서 감정의 동요가 일어나는 부분이 나타나면 0이 될 때까지 각각 태핑한다.

⑥ **시험하기**: 사건의 끝에 도달하면 생각나는 세부 사항을 포함해 사건의 장면을 다시 한 번 처음부터 재생한다. 아직 불편한 감정이 남아 있는 부분이 나타나면 다시 0이 될 때까지 태핑한다.

이제 당신은 그 특정 사건에 대해서는 아마 영구적으로 고통을 느끼지 않을 것이다. 그 사건이 당신의 에너지 체계에 초래한 혼란을 EFT를 통해 바로잡았기 때문이다.

다음은 사고를 기억하며 EFT를 실행한 사람들의 사례이다. 사고는 일상에서 매우 자주 일어나는 일이며, 신체적 부상 여부를 떠나 고통의 중요한 원인이 된다. 어떤 사고나 사건을 모두 극복했다고 생각하더라도 몸과 마음에는 아직 충격이 남아 있는 경우가 많다. 완전히 치료되지 않은 과거의 충격이 미래의 심각한 질병에 영향을 미친다는 사실은 현대 의학의 많은 연구가 입증한다. 이제 EFT를 통해 이 흔적들을 몸과 마음으로부터 완전히 제거하자.

상담 사례
▶ **에이미**: 사고가 난 뒤 다른 사람이 된 것 같아요.

20대인 에이미는 본인의 적성에 맞게 야외 활동이 많은 직장을 선택했다. 그런데 언젠가부터 주변 사람들이 자꾸 그녀가 변한 것 같다고 말하기 시작했다. 그런 말을 들을수록 에이미는 점점 더 걱정이 많아졌고, 결국 혼란에 빠진 상태로 나를 찾아왔다. 그녀는 이런 증상이 대략 5년간 지속되었다고 했다.

"저는 원래 명랑했는데, 지금은 몸도 자주 아프고 쉽게 피곤해요. 때로는 어지럽기도 하고요. 공황 발작이 일어난 적도 있고, 감정 기복이 심하며 평소에 행복하지가 않아요. 원래는 안 그랬는데 요즘은 누가 말을 걸면 톡 쏘아붙이고, 화도 너무 잘 내요. 제 모습 같지가 않아요. 또 예전만큼 다른 사람의 말을 귀 기울여 듣지도 않고, 2년 전에는 우울증 때문에 약을 복용한 적도 있어요."

"이런 증상들이 언제 시작됐나요?"

"5년 전 교통사고를 당한 후 제가 완전히 변한 것 같아요."

교통 사고 이후 에이미가 받은 전통적 치료 방법은 효과가 없었던 것 같다. 그녀의 부모는 몇 년 전 자신들이 효과를 본 EFT를 딸에게 권했고, 에이미는 다소 의구심을 품었지만 자신의 문제를 나와 함께 풀어나가기로 마음을 열었다.

첫 번째 상담에서 우리는 이야기 기법을 활용해 사고에 대한 스트레스를 진정시켰다.

상담을 시작하자 5년이 지난 지금도 그 기억에 대한 에이미의 공포심이 아주 높다는 것을 알 수 있었다. 우리는 태핑을 통해 불과 몇 분 만에 공포심을 9에서 0으로 제거했다. 에이미가 계속 진행하길 원했기에 사고의 기억을 재생하면서 불편한 감정이 느껴질 때마다 우리는 0이 될 때까지 계속해서 태핑을 했다.

에이미는 시골길에서 혼자 운전을 하고 있었다. 그런데 커브를 도는 순간 반대쪽에서 달려오는 차가 시야에 들어왔다. 너무나 갑작스러운 일이라 자동차를 마음대로 제어할 수 없었다. 자동차는 곧장 미끄러지며 언덕 아래로 굴러떨어졌다.

차가 구르는 동안 에이미는 이상한 경험을 했다. 차도를 벗어나는 순간, 다른 누군가가 자신의 차를 제어하는 듯한 느낌이 든 것이다. 그리고 핸들 아래로 몸을 공처럼 웅크리라고 말하는 소리를 들은 것 같기도 했다. 그녀는 즉시 핸들 아래로 몸을 웅크렸고, 구조대원들은 그런 행동 덕분에 목숨을 구했다고 말했다. 알 수 없는 힘이 자신을 돕고 있다는 걸 느꼈지만 두려운 기억이 더 많았다.

"차가 뒤집히는 걸 느꼈어요. 그러더니 곧 멈추었죠. 제 주변엔 유리 파편이 가득했어요. 지붕은 찌그러지고 제 얼굴은 온통 피투성이가 되었죠. 구급차는 10분 정도 뒤에 도착했어요. 저는 목 보호대를 착용하고 병원으로 이송되었죠. 나중에 들었는데 제가 울면서 몸을 마구 떨기만 했대요. 하지만 저는 작은 찰과상을 입고 갈비뼈 하나에 금이 갔을 뿐이었어요. 훨씬 나쁜 상황이었을 수도 있었죠."

그녀가 사고를 당한 모든 이야기를 감정의 동요 없이 말할 수 있을 때까지, 우리는 불안을 느끼는 모든 측면에 대해 태핑을 했다. 나는 "그 사건에 대해 다른 불편한 부분이 있나요?"라고 질문하면서 스트레스의 원인이 된 요소를 하나하나 모두 제거해나갔다.

EFT 포인트　사고 안에 있는 장면을 하나씩 해소한다

어떤 사건에 대해 태핑할 때 장면에 따라 각기 다양한 양상의 공포가 존재할 수 있다. 이때는 각각의 공포에 대해 따로 대처해야 한다. 이를테면 '다가오는 자동차 헤드라이트 불빛', '충돌 소리', '상대방 표정' 등을 각각 나누어 태핑으로 해소한다.

에이미에겐 이 사고 외에 다른 고통스러운 경험은 없었다. 하지만 사고의 엄청난 충격이 아직 마음속에 남아 있는 것 같았다. 구조대원들의 도움을 받는 장면은 조각난 기억으로 남아 있을 뿐 완전하진 못했다. 아마 잠시 동안 기절한 것 같다. 신체에 남아 있는 충격의 강도는 10 정도 되는 것 같다고 했다.

+ 확언 이 사고의 충격이 내 몸의 모든 세포와 신체 시스템에 아직 남아 있을지 모르지만, 나는 이런 나를 깊이 사랑하고 받아들인다.
+ 요약 내 몸의 모든 세포에 남아 있는 사고의 충격.

에이미와 나는 사고에 대해 두 라운드의 태핑을 진행했다. 효과는 놀라울 정도였다. 에이미의 얼굴이 밝아지고, 마음이 진정되었다는 것을 한눈에 알 수 있었다. 잠시 후, 에이미가 깜짝 놀라는 표정을 지으며 말했다.

"정말 놀라운 일이에요. 이렇게 편안해지다니! 얼마 만에 이런 편안함을 느끼는지 모르겠어요."

이렇게 에이미의 부정적 감정은 0으로 떨어졌다.

우리는 마지막으로 그녀가 쉽게 화를 낸다는 점에 대해 태핑을 시작했다. 사고가 났다는 사실 자체에 대한 분노는 물론, 그것과 관련한 다른 분노에 대해서도 태핑을 했다. 상담을 마치고 문을 나설 때는 얼굴에 웃음이 가득했다. 하지만 그녀에겐 아직 풀어야 할 감정이 남아 있어서 나는 추가 상담을 권했다. 그래도 중요한 작업은 끝난 셈이었다.

이후 그녀의 부모에게서 에이미가 완전히 달라졌다는 연락이 왔다. 나는 에이미의 허락을 받아 그녀의 사례를 이 책에 소개하기로 결정했다.

상담 사례

▶ **로지**: 언젠가 끔찍한 일이 발생할 것 같아요.

로지는 호주에서 10명 중 1명에게 나타난다는 만성 불안에 시달리고 있었다. 그녀는 삶이 좀 더 행복했으면 좋겠다고 생각했다. 매력적이고 결혼을 해서 사랑스러운 아이들도 있었지만, 왠지 혼란스럽고 인생의 방향이 계속 불확실한 것 같아 불안했다. 그녀는 몇십 년 전 발작을 일으킨 적이 있는데, 또다시 그런 공황 발작이 일어날까 봐 두려워하고 있었다.

로지는 머릿속에 항상 부정적 생각이 가득하다며 자신의 사고방식을 불평했다. 직장에서도 쉽게 긴장하며 날카로워지고, 가슴에 통증을 느끼기도 했다. 매일매일 희망도 없이 어딘가에 갇힌 듯한 느낌이 들어 맡은 프로젝트를 끝내지도 못했다. 명확한 원인도 없이 인생의 여정 앞에 장애물이 놓여 있는 듯한 기분이 계속 들었다.

상담을 하면서 로지는 자신이 비밀스러운 주문의 위협 속에서 하루하루를 보내고 있다는 사실을 깨달았다.

"언젠가 갑자기 굉장히 끔찍한 일이 일어날 것만 같아."

그녀는 평생 이런 식의 불안을 느끼며 살아왔다.

과거 공포의 덫

이후 여러 차례 상담을 진행했다. 그리고 영화관 기법 등 몇 가지 EFT 기법을 활용해 로지의 인생에 남아 있는 일련의 트라우마를 말끔히 없애버렸다. 로지는 과거 사건으로 인한 트라우마가 현재의 긴장 상태를 만든다고는 생각해본 적이 없었다. 대부분 아주 오래된 사건이라 그것에 대해 별로 생각할 일도 없었고, 가끔 생각날 때는 사람들과 그 일에 대해 아무렇지 않게 이야기하곤 했다.

대부분의 사람처럼 그녀도 과거의 악몽 같은 사건은 모두 끝난 일이라고 생각했다. 그로 인해 생긴 트라우마를 해결해야 한다는 것도, 해결할 수 있다는 사실도 전혀 알지 못했다.

하지만 지속적으로 EFT를 진행하면서 숨어 있는 트라우마를 평온하게 없앨 수 있으며, 즐겁고 편안한 일상을 되찾을 수 있다는 사실에 놀랐다. 로지는 상담할 때마다 매번 자신이 만난 새로운 '과정'을 일기에 적었다. 그리고 불편한 생각과 감정이 생길 때마다 스스로 태핑을 하며 그것을 없애기로 했다.

EFT 포인트 EFT 진행 과정을 일기에 쓰기

많은 사람이 EFT 일기를 쓰고 있다. 이 일기에는 자신이 태평한 주제 및 그와 관련한 감정의 강도를 적는다. 그림으로 표현하는 사람도 있다. 스트레스가 점차 사라지고 사건을 바라보는 관점이 긍정적으로 바뀌면 일기는 훌륭한 기록이 된다. "내가 정말 며칠 전만 해도 이렇게 느꼈다니……." 일기는 EFT 효과를 입증하는 수단이자 스스로 완성해간 치료 과정에 대한 소중한 자료이다.

우리는 관상동맥 질환으로 갑자기 돌아가신 로지의 할아버지에 대한 기억에서 다시 시작했다. 당시 10대이던 그녀는 엄청난 상실감을 느꼈고, 아버지가 우는 모습을 처음 본 것도 충격이었다.

"할아버지는 우리 가족에게 든든한 기둥같이 꼭 필요한 존재였습니다. 할아버지의 죽음으로 제 안정감이 깨져버렸어요."

할아버지의 죽음에 대해 태핑을 시작했을 때 그녀의 감정 강도는 10이었다.

+ **확언** 할아버지가 병원에 실려 가는 모습을 보고도 그렇게 아프신지 믿을 수 없었지만, 그런 나를 마음속 깊이

완전하게 받아들이고 사랑한다.

할아버지의 죽음은 나에게 큰 충격이었고, 우리 가족의 든든한 기둥이던 할아버지는 이제 안 계신다. 하지만 나는 계속 살아가야 하므로 나 자신과 내가 느끼는 감정을 모두 받아들인다. 할아버지의 죽음으로 아직 마음이 아프지만, 나는 이런 나를 받아들인다.

+ **요약** 할아버지의 죽음으로 받은 큰 충격.

이어진 태핑으로 감정 강도가 5까지 떨어졌을 때 로지가 말했다.
"우아! 몸에서 무언가가 떨어져 나가는 기분이 들어요."
그리고 계속된 태핑으로 그 사건에 대한 감정 강도가 0에 도달했다. 그녀는 지금까지 이렇게 차분한 기분을 느껴본 적이 없다고 했다.

다음에는 로지에게 "살면서 가장 무서웠던 변화는 무엇이었습니까?"라고 물었다. 그녀는 "아주 오래전에 교통사고가 있었어요. 그 사고로 제 남자 친구가 죽었죠"라고 대답했다.

어둠 속에 홀로서기

우리는 이야기 기법을 활용해 이 사건에 대해 태핑을 시작했다.
로지가 첫 번째 기억을 생각해냈다. 어두운 밤, 그녀는 남자 친구의 차를 타고 호주 북부의 사막을 지나고 있었다. 그때 갑작스럽게 "쾅!"

소리가 들리는가 싶더니 자동차가 앞으로 구르기 시작했다. 사고가 날 때까지 꾸벅꾸벅 졸던 그녀는 자신이 살아 있다는 것을 깨닫고, 멍한 상태에서 가까스로 차 밖으로 기어 나왔다. 적막한 사막의 어둠 속에서 그녀는 휴대폰을 꺼냈다. 하지만 전화를 받는 사람은 아무도 없었다. 이윽고 남자 친구가 피를 흘리며 꼼짝 않은 채 땅에 누워 있는 것을 발견했다. 인공호흡을 시도했지만 소용없었다. 몇 시간 동안 그녀는 공포와 충격에 휩싸인 채 어둠 속을 헤맸다.

이 사고에 대해 EFT를 진행하던 중 로지는 자신이 겪은 공황 발작과 유사한 가슴 압박이 심해지는 것을 경험했다.

+   **확언**   그가 위급한 상황에 처해 있는데, 나는 도울 방법이 없다. 어떻게 해야 할지도 모르겠고 두렵기만 하다. 이런 일이 일어난 것을 믿을 수 없다. 이 모든 게 내 가슴을 압박하고 있지만, 나는 나 자신과 이 감정을 받아들인다.

나는 무력하게 공포에 떨고 있으며, 주변에 아무도 없다. 도망치고 싶고 공포가 내 가슴에 가득하지만, 이런 나를 사랑하고 받아들인다. 나는 어둠 속에 완전히 혼자 남아 있고 어떤 도움도 구할 수 없지만 그런 나를 받아들인다.

+ 　　요약　　지금 나에게 찾아온 공포.

아침이 되어서야 겨우 지나가는 트럭을 만났다. 트럭 운전사는 서둘러 구급차를 불렀고, 차가 왔을 때 "아직 살아 있어요. 방금 그르렁거리는 소리를 냈어요"라고 그녀가 소리쳤지만, 구조대원은 남자 친구를 시체 운반용 부대에 넣었다.

+ 　　확언　　나는 지금 엄청난 슬픔과 충격에 빠졌다. 그는 이대로 죽어서는 안 되는 사람인데 세상을 떠나고 말았다. 나는 그에게 아무런 도움도 주지 못했다. 하지만 어찌 되었든 이런 나를 받아들이고 사랑하고 용서한다.

로지가 이야기 도중 감정의 동요를 느껴 우리는 생존자의 죄책감에 대해 태핑했다.

+ 　　확언　　우리는 헤어지려 했고, 그는 나를 집으로 데려다주는 중이었다. 그러지 않았다면 이런 일이 일어나지 않았을 텐데, 내 잘못이다. 하지만 이런 나를 받아들이고 용서한다.

이야기 기법으로 진행한 EFT 과정이 끝나자 로지는 큰 변화를 보였다. 다음 상담 시간에 만난 그녀는 "이젠 미칠 것 같은 불안한 상태가 나타나지 않아요"라고 말했다. 그리고 뜻밖의 보너스 효과도 있었다고 덧붙였다. "남편과의 관계에서 제가 더 솔직해졌어요. 점점 비밀도 없어지고 그를 더 믿을 수 있게 되었어요."

로지가 마주해야 할 다음 단계는 친한 친구의 아들이 발리에서 폭탄 테러로 사망했다는 소식을 들었을 때 생긴 트라우마였다.

+ 확언 이 공포에 어떻게 대처해야 할지, 친구를 어떻게 위로해야 할지, 내가 무엇을 할 수 있을지 모르겠다. 나는 지금 혼란스럽다. 그 아이가 죽었을 리 없어. 여행을 간 아이한테 어떻게 그런 일이……. 나는 충격으로 구토를 하고 친구를 어떻게 도와야 할지 모르겠지만, 이런 나를 마음속 깊이 사랑하고 받아들인다.

+ 요약 무엇을 해야 할지 모르겠다.

이 기억에 대해서도 로지는 여러 라운드의 태핑으로 마음의 평화를 찾았다. 그리고 다음 상담을 약속했는데, 갑자기 부모와 남동생에 관한 두려움이 생기기 시작했다. 그녀는 정말 어렵게 내 상담실을 찾아왔다.

오래된 트라우마

이제 모습을 드러낸 이야기는 로지의 어린 시절부터 내내 지속된 트라우마였다.

그녀가 어릴 때 오빠가 정신병 진단을 받았다. 부모는 오빠를 입원시키지 않고 집에서 계속 돌봤다. 그런데 그 오빠가 수년 동안 동생들과 부모를 매일 공포에 빠뜨리곤 했다. 평온을 깨며 갑자기 소리를 지르고, 사람을 때리거나 때론 죽이겠다고 협박하곤 했다.

세 살부터 열다섯 살 때까지 로지는 분노에 사로잡힌 오빠가 부모에게 지르는 고함 소리를 들으며 잠금장치도 없는 방에서 거의 매일 밤을 혼자 보냈다. 오빠는 집 안을 왔다 갔다 하며 담배를 피웠고, 어머니도 맥이 빠진 듯 자리에 앉아 담배를 피웠다. 그나마 아버지는 가정의 평화를 유지하기 위해 농담을 하며 식구들을 달래곤 했다. 당시 로지는 오빠가 집안 분위기를 장악하도록 묵인하는 부모에 대한 분노도 느끼고 있었다.

어린 로지는 밤마다 오빠가 부모를 살해한 다음 칼을 들고 자기 방으로 들이닥칠까 봐 두려웠다. 공포에 사로잡힌 채 기도를 하다가 지쳐 잠들곤 했다. 부모는 누가 됐든 이런 '가족의 수치'에 대해 말하는 것을 용납하지 않았다.

로지와 나는 이야기를 하면서 끓어오른 감정을 태핑하기 시작했다

+ **확언** 갈 곳도 없고, 할 수 있는 것도 없는 내가 너무나 부끄럽다. 나는 끝없는 공포 속에 갇혀 있고, 내가 할 수 있는 것은 오직 기도뿐이다. 그래서 신께서 들어주길 바라지만 신조차도 나를 버린 것 같다. 안전한 곳은 어디에도 없다. 그럼에도 나는 이런 나를 마음속 깊이 받아들인다.

+ **요약** 공포 속에 갇혀 있다.

그녀의 마음속에는 모든 가족을 책임져야 한다는 생각이 있었지만, 공포와 무력감 때문에 옴짝달싹할 수 없었다. 로지는 어머니가 신경쇠약에 시달릴 때 태어났다. 의사는 어머니가 다섯 번째 아기를 낳으면 신경쇠약에서 벗어날 수 있다고 조언했고, 그 바람에 새로 태어난 아이는 어머니의 인생을 구원해야 한다는 불가능한 과제를 떠안고 말았다. 아버지 모습을 보며, 아이는 가족을 달래고 가정의 평화를 유지하기 위해 애썼다. 절대로 자신의 분노를 표현할 수 없었다. 하지만 이제 로지는 그 분노를 모두 표출할 수 있다. 정말 엄청난 분노였다.

+ **확언** 부모님은 미치광이 오빠를 우리보다 우선했지만, 그런 오빠를 우리와 격리시켜야 했어. 우리에게 그런 고통을 주다니! 내가 모든 사람의 해결사가 되어야

했는데, 그건 너무 불공평한 일이었어. 하지만 나는 부모님께 혼날까 봐 감히 불공평하다고 말할 수도 없었어. 집 안이 순식간에 전쟁터로 변하기도 했어. 나는 가정의 평화를 유지해야 했어. 하지만 어린 내가 항상 나서야 하는 것은 너무나 불공평했어. 하지만 그럼에도 나는 그런 나를 마음속 깊이 사랑하고 받아들인다.

+ 요약   나는 너무 화가 난다!

여기까지 EFT를 진행한 뒤에는 다른 기법을 적용할 수 있을 정도로 로지의 고통지수가 낮아졌다. 우리는 EFT 마스터 팻 캐링턴Pat Carrington이 개발한 '선택 기법choices technique'을 활용하기로 했다. 4 정도의 스트레스 상태에서 사용하면 효과적인 기법이다.

+ 확언   어머니는 자신을 치료하기 위해 나를 낳았지만, 나는 이제 내 의지대로 살아갈 권리와 행복하고 자유로울 권리를 선택한다.

그리고 세 라운드 태핑을 시행했다. 첫 번째는 부정적 주제에 대해 (부모는 내 삶의 과제가 어머니를 치료하는 것이라고 생각했다), 두 번째는 긍정적 주제에 대해(나는 내 의지대로 존재할 권리가 있다) 그리고 마지막은 긍정적 주제와 부정적 주제를 번갈아가면서 태핑하고 긍정적인 면으로 마무리했다. 기본 EFT는 확언을 정형적인 문구로 쓰지만, 이 경우는 내담자 스스로 자신의 문제를 직면하고 드러내 말하는 것으로 확언을 만든 것이다.

> **EFT 포인트** **선택 기법**
>
> 앞에서 소개한 사례처럼 확언에서 "나를 받아들이고 사랑한다"라고 마무리하는 대신 자신이 원하는 것을 선택하는 말로 마무리해도 된다. 선택의 확언을 전체적으로 세 번 반복하면서 손날을 두드리는 것이다.
>
> 이런 준비 과정을 한 후 확언의 부정적 부분에 대해 한 라운드, 확언의 긍정적 부분에 대해 한 라운드 그리고 부정적 부분과 긍정적 부분을 번갈아가면서 태핑하다가 긍정적 부분으로 끝낸다. 더 많은 정보는 EFT 마스터 팻 캐링턴의 개인 웹사이트 www.masteringeft.com에서 찾아볼 수 있다.

그 후 우리는 오빠가 로지한테 저지른 폭력으로 인한 충격에 대해 태핑했다. 그리고 마지막으로 오빠가 후두암으로 세상을 떠나는 장면에서 느낀 복잡한 감정을 다루었다. 로지는 이제 가족의 상황 때문에 자신이 당한 피해를 찬찬히 생각하기 시작했다.

+ **확언** 부끄러움이 마음속 깊이 새겨져 절대 사라지지 않겠지. 이 세뇌는 평생 치유할 수 없을 거야. 나는 항상 부족하고 모든 사람이 그렇게 보겠지. 다른 사람이 나보다 나에 대해 더 잘 알고, 내 자신이 작게 느껴지고 가치가 없는 것 같아. 내 능력은 다 어디로 가버린 걸까? 그럼에도 나는 이런 나를 마음속 깊이 받아들이고 사랑한다.

+ **요약** 부끄럽다.

모든 상담이 끝난 후 로지는 시간이 지날수록 '매우 큰 변화'를 느낀다고 알려왔다. 그중 하나를 소개하면 상담 이후 참석한 파티에서 지금까지와는 아주 다르게 행동한 자신의 모습이었다. 그녀에게는 기적 같은 일이었다.

"평소 같으면 계속 숨어 다녔을 거예요. 시끄러운 방에서 가만히 남의 말을 듣기만 하는 파티가 편한 적이 없었어요. 항상 예민하고 항상 도망갈 준비가 되어 있었죠. 하지만 이번에는 그 자리가 정말 편했어요. 다른 사람들의 이야기를 들었고, 도망치지도 않았어요."

그녀의 이 같은 변화는 주변으로 퍼져나갔다. 지금까지의 치유 과정에 대해 모르던 남편이 놀라워하며 말했다.

"아내의 몸과 마음이 상당히 가벼워진 것 같아요."

그녀는 마음의 짐을 많이 덜어서 그런 거라며 매우 기뻐했다.

어린 시절 경험한 두려움

마지막으로 우리는 로지에게 일어난 공황 발작에 대해 태핑했다. 어릴 때 그녀는 항상 뭔가 끔찍한 일이 자신에게 일어날 것만 같다고 생각했다. 그리고 일곱 살 때 발작을 일으켰다. 심장이 뛰고, 땀을 흘리고, 몸이 떨리고 어지러워지는 발작에 완전히 압도당했다. 그 후로 혹시나 같은 일이 반복될까 봐 항상 고통스러웠다.

신조차 도와주지 않을 거라 생각하면서도 일곱 살 로지는 절실하게 성모마리아께 기도했다. 의자를 밟고 올라가 벽난로 위 선반에 있는 신성한 그림과 성모의 석고상을 만진 적도 있었다. 그러다 의자에서 떨어져 팔이 부러졌다. 그때 고통은 상상할 수 없을 정도였다. 고통 속에서 로지는 자신에게 말했다.

"성모님이 나에게 벌을 주신거야. 내가 성모님을 더럽혔다고 생각하신 게 분명해."

너무 아파서 도와달라는 소리조차 지르지 못했다. 결국 어머니가 그녀를 발견해 병원으로 데려갔다.

우리는 영화관 기법을 통해 아직 남은 통증, 충격, 공포 그리고 성모마리아에 대한 영적 두려움을 태핑으로 완전히 제거했다.

이어 로지가 일곱 살 당시 자신의 모습을 편안하게 받아들이고 안아주는 모습을 상상하는 기법과 EFT를 결합했다. 로지는 눈을 감고 두려움에 질린 어린 소녀에게 물었다.

"너한테 필요한 게 뭐니?"

"안전하게 지내고 싶어요."

그녀는 상상 속에서 부드럽게 팔을 뻗어 아이를 가슴에 안았다. 그러자 지금까지 경험하지 못한 편안함을 느꼈다.

"너무너무 감사합니다. 드디어 평화를 찾았어요."

그리고 마지막 과정을 마치고 떠나면서 이렇게 말했다.

"기분이 이상해요. 아직 적응하고 있는 것 같아요."

1년 후, 나는 로지에게 전화를 걸었다. 그녀는 이제 혼란에서 벗어나 자기 마음이 원하는 대로 자연 치유법을 찾아냈다고 했다. 아울러 훈련을 모두 마쳤고, 태핑으로 두려움도 극복했다고 했다. 그녀는 행복했고 자신감도 얻었다.

"이제 제 삶을 사랑하고 매일 축복을 받은 것 같습니다."

아직도 공황 발작에 대한 두려움에 시달리는지 물었더니 웃으면서 이렇게 대답했다.

"이젠 제가 그랬다는 생각조차 들지 않아요."

EFT를 최대한 활용하는 방법

로지는 고통스러운 기억을 순차적으로 하나씩 해결해나갔다.

개리 크레이그는 이것을 '개인적 평화의 과정'이라 부르며 자신의 발전 과정에 관심이 많은 사람에게 추천한다.

EFT 포인트 개인적 평화의 과정과 장기적 치유

생각하면 불편한 사람, 사건, 사물 등을 모두 나열해본다. 개리 크레이그는 최소 100가지를 적으라고 권했다. 이제 기본 EFT 테크닉을 몇 가지 배웠으니 여가 시간을 활용해 시도해보기 바란다. 스트레스나 고통을 제거하며 목록에서 하나씩 지워버리는 재미가 있다. 모든 항목에 대해 태평할 필요는 없다. 겉으로 드러나지는 않지만 많은 항목이 서로 연관되어 있을 가능성이 크기 때문이다. 어떤 항목에 대해 태평했는데 다른 항목의 불편함이 사라졌다면 그게 바로 '일반화 효과'이다. 따라서 모든 항목을 개별적으로 다룰 필요는 없다. 더 나아가 목록에 있는 불편함을 해결하다 보면 건강을 악화시키는 원인이 사라질 가능성도 높다.

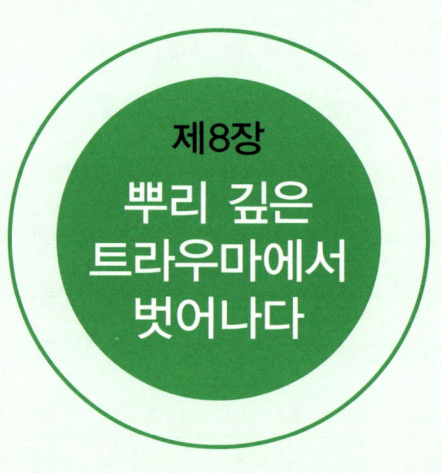

제8장
뿌리 깊은 트라우마에서 벗어나다

만약 불편한 감정을 호소하는 사람에게 "지금 느끼는 그 기분이 어떤 장면을 떠오르게 하나요?"라고 물었을 때 예전에 겪은 그러나 해결되지 않은 사건의 트라우마가 바로 떠오른다면, 그 사람은 아마도 마치 사건 당시로 돌아간 듯 생생하게 그 장면이 기억날 것이다.

예를 들어 터널 안을 지날 때 공포를 느끼는 사람이라면 어두운 밀폐된 공간에서 있었던 사건을 연상할 수 있다. 어릴 때 옷장에 갇혔다거나 어둠 속에서 누군가에게 공격을 당한 경험일 수도 있다. 그리고 어두운 터널은 분만 외상을 연상시키기도 한다.

이제 독자들도 알겠지만 EFT를 올바르게 사용하면 내면 깊이 남아있는 트라우마를 놀라운 속도로 중화할 수 있다. 물론 EFT 코치는 트라우마 당사자가 편안하게 기억을 다시 마주할 정도로 안정되기 전에는 그 트라우마를 다루지 않는다.

매우 깊은 트라우마에 대해서도 EFT가 놀라운 효과를 보이는 이유는 무엇일까? 만약 자신을 괴롭히는 특정 사건을 떠올리는 것조차 너무 고통스럽지만 그 트라우마에서 벗어나고 싶다면 다음 과정을 눈여겨보기 바란다. 여기서 소개하는 과정은 고통스럽지도 않고, 위협적이지도 않다. 물론 자신의 트라우마를 언급하는 것만으로 눈물을 흘리는 사람도 있다. 하지만 EFT 경험자들이 말하듯 이는 자신의 트라우마 때문에 흘리는 마지막 눈물이 될 것이다.

트라우마를 치유하고 싶다면 혼자 해결하려 하지 말고 트라우마 치료 경험이 많은 EFT 전문가와 함께 하길 권한다. 전 세계적으로 다양한 분야의 의사, 정신과 의사, 심리치료사 등 수천 명의 의료 전문가들이 트라우마를 제거하거나 그 강도를 낮추는 데 EFT가 최고의 치료법이라고 입을 모은다. 아직 공식 치료법이 없는 외상 후 스트레스 장애에 대해서는 특히 더 그렇다.

EFT를 활용한 트라우마 치료 과정 중 가장 중요한 부분을 소개한다.

EFT 기법-눈물 없는 트라우마 치유 기법

① **기억 찾아내기**: 특정한 기억을 찾아내되 그것에 대해 깊이 생각하지 마라. 대신 손이 닿지 않는 벽이나 화면 뒤에 그 기억을 보관한다고 상상하라.
② **제목 붙이기**: 특정 기억을 마치 영화라고 생각하며 제목을 붙인다. 예를 들어 '부러진 다리' 또는 '밤의 폭발' 등.
③ **고통지수 매기기**: 사건을 생생하게 기억한다고 가정했을 때 느끼는 감정의 세기를 0에서 10까지 점수로 매긴다. 하지만 아직은 기억을 구체적으로 떠올리지 않는다.
④ **태핑하기**: 전문가와 함께 자신이 붙인 영화 제목을 말하면서 경락점을 순차적으로 태핑한다. 여러 라운드를 진행하며 감정의 세기를 낮춘다.
⑤ **기억하기**: 추측으로만 매긴 고통지수가 2 이하로 떨어지면 전문가는 이제 그 영화를 처음부터 끝까지 생생하게 기억하며 이야기해보라고 안내한다.
⑥ **시험하기**: 이제 그 기억에 대해 다시 말한다. 만약 그 기억을 전문가와 공유하고 싶지 않다면 영화 장면처럼 머릿속으로 그려본다. 이 시점에서 대부분의 경우 스트레스는 확실히 감소한다. 특정 기억으로 인한 스트레스가 완전히 사라지기도 한다.

> ⑦ **마무리하기**: 남아 있는 불편한 감정, 느낌, 생각 등을 태핑으로 풀어낸다. 필요하다면 앞장에서 소개한 영화관 기법을 적용해 기억이 중화될 때까지 태핑한다.

해당 트라우마에 대한 다른 생각이나 감정 등 남아 있는 측면들도 같은 방법으로 치료한다. 이렇게 얻은 결과는 영구적일 것이다.

이 기법의 큰 장점 중 하나는 스트레스를 없애기 위해 '마음의 준비' 등 내담자가 준비할 게 거의 없다는 사실이다. EFT는 트라우마가 있는 곳까지 살금살금 다가가 안전하고 빠르게 없애버리기 때문이다. 트라우마 치유 기법을 매우 훌륭하게 활용한 사례를 소개한다.

상담 사례

▶ **미나**: 제발 우리를 돌려보내지 마세요!

호주로 망명한 사람들을 위한 난민 수용소를 운영하던 시절, 난민을 가득 실은 작은 배를 타고 한 중동 여성이 호주 북부에 도착했다. 그녀를 '미나'라고 부르기로 하자. 미나는 혼자 몸으로 아홉 살짜리 아들과 젖먹이를 데리고 있었다. 그녀는 일련의 사건들로 인해 조국으로부터 생명의 위협을 받고 있었다. 호주에 도착했을 때는 이미 두려움에 압도된 상태였다. 그리고 아는 사람 하나 없는 머나먼 타국에서 자신과 아이들의 목숨을 걸고 새로운 삶을 시작해야 한다는 현실을 받아들이기 힘들었다.

　호주는 1951년 국제 난민 협약에 서명했으므로 미나는 국제법에 따라 호주에서 피난 생활을 할 권리가 있었다. 하지만 호주 당국은 그녀와 아이들을 강제수용소로 보내버렸다.

　호주 중부의 사막에 위치한 수용소는 철조망에 둘러싸여 충격과 위협으로 이미 나약해진 사람들을 남녀노소 할 것 없이 마치 교도소처럼 감시하는 곳이었다. 미나와 아이들은 그곳에서 2년을 지내고 다른 수용소로 옮겨 1년을 더 보냈다. 수용소의 비인간적이고 가혹한 환경에서 미나는 트라우마가 누적되었다.

　외상 후 스트레스 장애, 정신과 치료의 부재, 감금, 만성 질병, 공격, 다리 골절 사고, 공포, 외로움 그리고 불안정한 정서 등이 이미 쇠잔해진 그녀를 더욱더 괴롭혔고 고통스럽게 했다. 게다가 미나는 보통 엄마들도 힘들어하는 두 아이를 양육해야 했다. 훗날 그녀는 이 시기를 인생의 '검은 지옥'이라고 표현했다.

　둘째 아이가 네 번째 생일을 맞이하기 직전, 그녀는 드디어 수용소를 떠나도 좋다는 허락을 받았다. 하지만 비자 문제 때문에 일을 할 자격도 없었고, 게다가 이동의 제한까지 받았다. 자선의 도움만으로 겨우 살아갈 수 있는 상태였다. 미나의 가족은 독지가들 덕분에 시립 주거 지역에서 지낼 수 있었지만, 고국으로의 강제 송환 여부를 판정받기 위해 또다시 1년 이상을 기다려야 했다. 그리고 마침내 정식으로 난민 지위를 인정받았다.

트라우마 치료

내가 처음 미나의 가족을 만난 것은 수용소를 나온 때였다. 나는 미나에게 무료 EFT를 권했고, 그녀는 흔쾌히 받아들였다. 그녀는 짧은 영어로 호주에서 머물 수 있어 다행스러운 마음, 동시에 자신의 의지와 상관없이 벌어진 지금까지의 일들에 대한 공포심을 표현하며 괴로워했다.

나는 2주일에 한 번 미나를 만나 외상 후 스트레스 장애를 치료했는데, 그녀를 둘러싼 여러 환경 요인 때문에 과정이 쉽지 않았다. 그럼에도 그녀는 태핑을 통해 스트레스 증상이 좋아졌다고 느꼈다. 그래서 상담 시간 외에도 집에서 스스로 태핑을 했다. 미나의 의지는 강했다. 하지만 극심한 편두통을 포함한 다른 질병 때문에 별 효과를 보지 못했다.

우리는 트라우마를 태핑하기 전에 먼저 신체 통증, 절박함, 가정 문제, 난민 사회의 불화, 새로운 문화에 대한 걱정 등과 관련한 다양한 스트레스를 진정시켜야 했다.

그런 다음 눈물 없는 트라우마 치유 기법과 더불어 영화관 기법을 적용하자 EFT는 대성공을 거두었다. 이 두 가지 기법으로 조국에서 탈출할 때 겪은 공포와 수용소에서의 트라우마에 접근할 수 있었다.

그리고 마침내 공포스러운 사건들을 떠올리면서도 웃을 수 있는 상태가 되었다.

이 기법들로 미나는 어린 시절의 트라우마도 중화할 수 있었다(외상 후 스트레스 장애 치료 전문가들에 따르면 전쟁이나 다른 극심한 트라우마 전에 이미 충격적인 일을 경험한 사람에게서 이런 장애가 더 자주 발생한다고 한다).

나와의 EFT 과정을 마치고 미나는 사회복지사를 만났다. 사회복지사가 수용소에서 있었던 일들에 대해 말해달라고 부탁했을 때 그녀는 편안히 얘기할 수 있었다. 그리고 그런 자신의 모습에 기뻐했다. 사회복지사는 존경스러운 표정으로 감탄하며 말했다.

"그런 이야기를 이렇게 침착하게 하실 수 있다니 정말 대단하세요!"

미나는 웃었다. 태핑으로 트라우마가 사라졌다는 걸 누가 믿을 수 있을까 싶었다. 현재 미나의 가족은 모두 호주로 귀화했다.

Emotional

Freedom

Technique

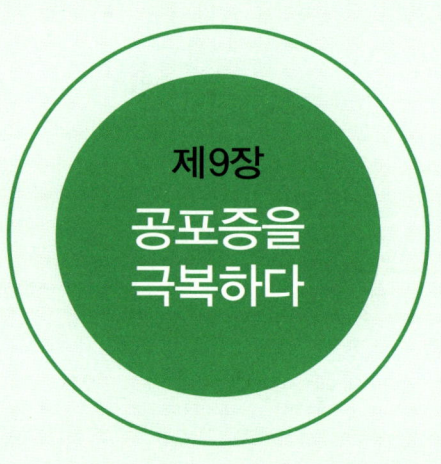

제9장
공포증을 극복하다

대중 연설 공포증, 비행 공포증, 물 공포증, 개 공포증, 거미 공포증, 어둠 공포증……. 당신이 이 중 하나라도 갖고 있다면 태핑은 아주 좋은 기회가 된다.

이런 다양한 공포증은 EFT의 에너지 기법에 쉽게 반응하는 증상이다. 한 번에 해결되는 경우도 있고, 두세 번의 과정이 필요한 경우도 있다. 하지만 치료 과정은 보통 안정적이고, 오랜 시간이 소요되는 탈감작desensitization*이 필요하지 않다.

공포증이 있는 사람은 불확실한 미래의 공포를 두려워하며 살아간다. 일반 삶에 공포라는 부담감을 더 안고 살아가는 셈인데, 다른 사람은 이해하기 어려운 증상이다.

공포증은 비논리적 두려움이다. 즉 설명할 수 없는 증상이다. 그러나 태핑을 이용하면 공포와 연관된 기억, 인상, 통찰 등이 저절로 표면에 드러나기도 한다.

우리의 뇌파가 주로 델타Delta파와 세타Theta파 상태인 세 살 혹은 여섯 살 이전의 일을 기억할 수 있는 사람은 거의 없다. 일곱 살이 되면 우리는 일상적 뇌파이자 현재 상태에 중점을 둔 베타Beta파로 전이하

---

* 과잉 반응을 조절하는 과정으로 알레르기, 심리적 불안 등에 사용하는 기법이다. 공포증을 일으키는 상황을 약한 단계에서 강한 단계까지 설정하고, 차례로 노출하며 공포를 조절한다.

고 이완 상태일 때는 알파$_{Alpha}$파 상태로 간다.*

만약 어릴 때 쥐한테 물린 경험이 있는 사람이라면 쥐를 보고 발작적 반응을 일으킬 수 있다. 그로 인한 트라우마를 해결하지 못한 상태라면 이런 발작은 논리적으로 충분히 이해할 수 있다. 사건을 정확히 기억하지 못하더라도 쥐는 상상 속 위협이 아니라 실제로 자신을 위협한 요소였다. 따라서 다시 그러한 위협 인자를 만나면 몸이 그때와 같은 반응을 나타낸다. 해당 사건이 마음속에 남아 있기 때문이다.

태핑은 이러한 이해할 수 있는 원인을 중화시키고, 그로 인한 부정적 영향에서 벗어날 수 있도록 한다. 심지어 비논리적 공포를 없애주기도 한다.

공포증 혹은 극심한 두려움은 때로 한 사람의 생활과 인생의 결정적 순간을 망가뜨리기도 한다. 공포증에 시달리는 사람은 자신에게 극심한 공황 상태가 일어날 수 있다는 점을 두려워하고, 그 때문에 창피를 당하거나 동정을 받는 상황도 매우 두려워한다. 그래서 공포 대상을 피하기 위해 많은 시간과 에너지를 투자하며, 남들에게 공포증으로 인한 부끄러운 반응을 숨기려고 노력한다.

예를 들어 극심한 물 공포증이 있는 사람은 다리, 해변, 호수, 수영

---

* 뇌파가 델타파, 세타파인 상태에서는 거의 무방비로 모든 주변 정보를 받아들인다고 한다. 그래서 6세 이전의 경험이 중요하다.

장, 유람선 등을 피하고 심지어 샤워기에서 나오는 물에 얼굴을 대지 못하기도 한다. 사람들 앞에 서는 것을 두려워하는 사람은 사교 모임, 행사 등을 피하고 심하면 직장에 다니지 못하는 경우도 있다. 대중 연설 공포증 또는 비행 공포증이 있는 사람은 사업가나 큰 기업의 임원으로 성공하는 것도 어렵다.

EFT 기법

① **원인 찾기**: 특정한 공포 대상을 찾아낸다. 예를 들어 고양이 공포증이라면 고양이가 나에게 몸을 비비는 것에 대한 공포 또는 고양이가 내 몸 위에 뛰어오를 때의 공포 등 아주 구체적 장면을 찾아낸다.

② **고통지수 매기기**: 각 공포의 세기를 0부터 10까지 점수로 매긴다.

③ **태핑하기**: 기본 EFT 과정을 실시한다.

+ **확언** 고양이가 나에게 몸을 비빌까 봐 두렵지만, 이런 나를 마음속 깊이 완전하게 사랑하고 받아들인다.

+ **요약** 고양이가 나에게 몸을 비비는 것에 대한 두려움.

④ **계속하기**: 특정 공포의 세기가 0이 될 때까지 여러 라운드 태핑을 진행한다.

⑤ **연관된 사건 열거하기**: 이 과정은 고양이로 인해 기분 나빴던 실제 사건을 떠오르게 한다. 각 사건 혹은 가장 심각했던 사건에 대해 이야기 기법으로 태핑을 진행한다.

⑥ **시험하기**: 공포증이 조금 진정되면 실제로 고양이 가까이 다가가면서 시험한다. 고양이한테 점점 더 가까이 접근하면서 남아 있는 공포가 사라질 때까지 태핑한다.

> + **확언**   고양이를 쳐다보면 아직 목이 근질근질하지만, 이런 나를 마음속 깊이 완전하게 사랑하고 받아들인다.
> + **요약**   근질근질함.

공포증에 대한 태핑의 목적은 고양이를 좋아하는 것이 아니다. 단순히 고양이에 대한 공포를 없애는 것이다. 만약 스트레스가 완전히 없어진 후 고양이에 대한 감정이 좋아지더라도 놀라지 마라. 이런 현상은 쥐나 거미에 대한 공포증이 있는 사람에게도 일어난다. 피부에 닿아도 괜찮을 정도로 말이다.

비행 공포증

비행 공포증을 극복한 사례를 알아보자. 양상은 제각기 달랐지만 수많은 사람이 EFT로 비행 공포증을 극복했다. 어떤 사람은 자신이 왜 비행을 싫어하는지 그 이유를 알고 있다. 비행기 안에서 좋지 않은 경험을 했기 때문이다. 이렇게 이유가 논리적인 경우는 사실 공포증이 아니다. 단지 좋지 않은 기분을 피하고 싶어서 비행을 포기하거나, 술을 통해 최대한 그런 느낌을 지우려 할 뿐이다. 하지만 EFT는 이런 기분 나쁜 느낌뿐 아니라 비행에 대한 공포증을 없애고 정상적으로 여행할 수 있도록 도와준다. 이런 공포증을 없애는 데는 영화관 기법이 효과적이다.

교통사고 등으로 받은 충격을 해결하지 못해 오래도록 고통을 느끼는 사람도 있다. 그들은 자신의 현재 상태가 과거의 좋지 않은 기억을 다시금 불러온다는 사실을 인지하지 못한다. 예를 들면 지금 보이고 들리는 장면이 '내가 또 위험한 자동차에 타야 하는구나' 하며 과거 사건에 대한 기억을 자극해 불필요한 공포심을 불러일으키는 것이다.

비행 공포증은 고소공포증이나 어지럼증 공포, 폐쇄 공포증 혹은 통제를 받는 상황(승객이 되는 상황에 대한 공포) 등에 의해 더욱 악화되기도 한다. 하지만 사람들은 자기의 공포증을 설명할 수 없다. 예전엔 비행을 즐기던 사람이 이유도 모른 채 어느 순간부터 비행을 두려워하기도 한다. 비행 공포증이 있는 사람은 '내가 예약한 비행기가 추락한다면?', '비행기가 만약 납치된다면?' 하고 걱정하면서 비행기표를 예약한다는 생각만으로도 두려움에 휩싸인다. 물론 공항으로 가는 과정도 불안하고, 비행기 탑승 전 그리고 비행 중에도 불안에 시달린다.

- 공항에서 기다릴 때 나타나는 불안
- 비행기 탑승에 대한 공포
- 이륙을 예상하고 경험하는 공포
- 폐쇄 공포

- 엔진 소리에 대한 공포
- 난기류에 대한 공포
- 착륙과 착륙 이전 상황에 대한 공포
- 비행 공포증이 있다는 것을 남에게 들키는 것에 대한 공포

EFT는 태핑을 통해 비행에 대한 이런 모든 고통지수를 0으로 떨어뜨린다.

대처 방법

끔찍한 공포를 경험했거나 두려움의 정도가 심각한 사람이라면 경험이 풍부한 EFT 전문가의 도움을 받는 것이 좋다. 그렇지 않다면 실제로 자신이 무섭다고 생각하는 사건을 머릿속으로 하나하나 재생하면서 감정 강도를 낮추는 방법을 시도해본다.

EFT는 울렁증, 위가 욱신거리는 느낌, 두근거림, 거친 호흡, 식은땀, 손 저림 등의 신체 증상에서 시작한다. 각각의 증상을 "배가 아프고 울렁거리지만……" 하면서 하나씩 치유해나간다. 혹은 아래와 같이 감정에 초점을 맞추어도 좋다.

+   **확언**   나는 주변의 시끄러운 소리에 무력하고 지금 아무것도 통제할 수 없는 상태로 활주로 위를 달리는 비행

기 안에서 떨고 있지만, 그리고 비행기가 추락해서 죽을지도 모른다는 생각에 두렵지만, 비행기 안이나 밖에서 죽을까 봐 두렵지만, 이런 나를 마음속 깊이 사랑하고 받아들인다.

+ **요약** 공포.

신체 증상이든 감정적 측면이든 모든 수준이 0 또는 그에 가깝게 낮아지면 EFT 전문가는 다시 비행기에 탑승하는 상황을 처음부터 상상해보라고 지시한다. 이 과정에서 다시 공포가 나타나면 그때그때 태핑으로 제거한다.

마지막에는 기분이 좋아지는 확언을 하며 모든 타점을 태핑한다.

+ **확언** 나는 비행을 좋아한다. 비행은 즐겁고 안전하다. 나는 이런 나를 마음속 깊이 받아들이고 사랑한다.

이쯤 되면 태핑이 비행 전이나 도중에 불안한 마음을 해소하는 데 도움을 준다는 사실을 잘 이해할 수 있다. 따라서 예상치 못한 순간 불편함이 생기거나 미처 발견하지 못한 다른 스트레스 증상이 나타나더라도 그때그때 태핑으로 해소할 수 있다.

상담 사례

▶ **오드리**: 나는 직장을 잃을 거야.

오드리는 승강기에 대한 공포증이 있었다. 친구의 권유로 EFT를 받기 위해 나를 찾아온 그녀에겐 공포를 느낄 만한 이유가 있었다. 세 번의 승강기 사고로 극심한 트라우마가 생긴 것이다.

맨 처음 사고는 그녀가 타고 있던 승강기가 3층 아래로 떨어졌다. 두 번째는 병원 승강기에 10분 동안 갇히는 바람에 공황 상태에 빠졌다. 그 승강기 안에는 큰 부상을 입은 환자가 함께 타고 있었는데 그로 인해 더욱 극심한 공포를 느꼈다. 세 번째는 홍콩에서 탄 승강기가 26층 아래로 추락한 사고였다.

현재 오드리는 좋아하는 일을 하며 직장 생활을 하고 있다. 근무하는 곳이 2층이라 공포증은 비밀로 할 수 있었다. 하지만 얼마 전 자리 이동을 해서 7층으로 올라가야 한다는 통보를 받았다. 그래서 오드리는 다른 직장을 알아봐야 하는지 고민에 빠졌다.

처음 만났을 때 우리는 세 번의 사고 중 하나에 이야기 기법을 적용했다. 그녀가 제목을 붙인 첫 영화 '승강기 안의 공포'에 대해 말하기 전, 우리는 일단 그에 대한 긴장감을 10에서 0으로 낮추는 태핑을 진행했다. 잠시 후 그녀는 편안함이 느껴진다고 말했다.

오드리의 기분이 안정되었을 때 우리는 다음 단계로 넘어가 문이 닫힌 후의 공황 상태(승강기에 내맡긴 생명), 추락한 승강기 안에서의 두려움, 충격, 공포 그리고 그런 일이 다시 벌어질지 모른다는 두려움에 대한 감정의 세기를 낮추었다.

- **확언** 갇혀 있는 것 같은 느낌. 나는 고립되었고 구조를 바라지만, 여기서 죽을까 봐 두렵고 무섭지만, 이런 나를 마음속 깊이 받아들이고 사랑한다.
- **요약** 공포.

두 번째 과정을 위해 다시 찾아온 오드리는 승강기를 떠올릴 때의 느낌이 조금 편해진 것 같다고 했다. 그래서 이번에는 지금 느끼는 공포의 다른 측면을 치료하기 위해 노력했다.

- **확언** 이 승강기에서 나는 "윙" 소리가 싫지만, 이 흔들거리는 느낌이 싫지만, 이 승강기에 문제가 있을까 봐 두렵지만, 다시 갇힐까 봐 무섭지만, 이런 나를 마음속 깊이 사랑하고 받아들인다.
- **요약** 다시 갇힐까 봐 두려움.

나머지 두 번의 승강기 사고에 대해서도 이야기 기법을 적용해 태핑을 했다. 그 과정에서 죽을 것 같은 느낌이 든 세 차례의 공황 발작,

병원에서 혈우병 환자인 동생의 피에 온몸이 흠뻑 젖었던 기억 등 오드리가 잊고 있던 다른 사건들이 떠올랐다.

마지막으로 우리는 '승강기 트라우마와 관련해 남아 있는 잔재'를 태핑으로 없앴다. 1년 후, 다른 문제를 치료하고 싶다며 나를 찾아온 오드리는 "작년에 선생님께 상담을 받은 후로 직장에서 매일 하루에도 몇 번씩 승강기로 오르락내리락하고 있어요" 하며 활짝 웃었다. 오드리는 EFT 덕분에 직장을 잃지 않았다.

상담 사례

▶ 숀: 사람들 앞에서 말하는 게 너무 무서워요.

작은 모임에서 자기소개를 하는 것만으로도 두려움을 느끼는 숀은 자기 계발 워크숍에서 연설을 해달라는 초청을 받았다. 남들 앞에 서는 것을 두려워하는 다른 사람들과 마찬가지로 숀은 가슴이 두근거리고 숨이 막혔다. 그런 자리에 설 때마다 숀은 '무슨 말을 해야 하지?' 하는 생각에 머리가 복잡해지고, 떨리는 목소리로 간신히 입을 떼곤 했다. 혹은 여러 사람이 모인 자리에서 누군가가 자신을 지목해 말을 시킬까 봐 떨리기도 하고, 그런 자신의 모습이 다른 사람의 눈에 어떻게 비칠지 조마조마하기도 했다.

하지만 그는 새로운 기회에 도전하고 싶었다. 남들 앞에 서는 두려움을 없애기 위해 대책을 세워야겠다고 생각했다. 그는 이미 다른 문제에서 EFT의 효과를 본 터였다.

첫 과정에서 우리는 자신의 생각을 표현하는 데 어려움을 겪은 과거의 트라우마를 발견하고 진정시켰다. 그런 다음 현재의 증상을 다루었다.

- **확언**   생각을 제대로 못 하겠고 가슴이 두근거리지만, 이런 나를 사랑하고 받아들인다.
- **요약**   가슴 두근거림.

태핑 과정이 끝날 무렵 숀이 이렇게 말했다.

"정말 기분이 좋았어요. 자리에서 일어나 가상의 청중 앞에서 자신 있고 침착하게 웃으면서 내 소개를 했거든요."

그다음 주에 숀은 새로운 자신감을 갖고 강연에 나섰다.

"내가 다른 사람 같았어요. 아주 침착했고 몸도 편안했어요. 표정과 행동으로 풍부하게 표현을 했고, 단어 선택이나 생동감, 목소리도 좋았어요. 효과적인 설명을 하기 위해 과거의 트라우마를 언급할 때도 아무 문제 없었어요."

숀은 그 후 더 많은 강연과 워크숍에 참석했다. 사람들은 이제 그의 강연이 매우 자연스럽다고 생각한다. 숀은 이렇게 말했다.

"EFT는 제 인생에서 너무나 크고 중요한 역할을 했어요."

상담 사례

▶ **멜러니**: 고속도로에서 운전을 못 하겠어요.

교사인 멜러니는 오랜 기간 운전을 했는데, 어느 날 갑자기 고속도로에서 극심한 공포를 느꼈다. 그래서 고속도로를 피해 다니거나 고속도로에 진입했다가도 급히 빠져나와야 했다. 도대체 왜 그런지 전혀 이유를 알 수 없었다.

우리는 두려움의 원인을 차근차근 추적해보기로 했다. 멜러니는 고속도로에서 혼자 운전한 장면을 생각해냈다. 그녀는 점심으로 치킨롤을 먹은 뒤 신나게 운전을 하고 있었다. 그런데 몇 분 후 몸이 아픈 것 같고 방향 감각이 없어지는 듯한 이상한 기분이 들었다. 증상이 점점 악화되었지만 최대한 참고 버티면서 운전을 했다. 곧이어 심장이 쿵쿵 뛰더니 구토가 났다. 결국 차를 세워야 했다. 식중독인 것 같았다. 다시 휴게소에 들러 또 한 번 구토를 했다. 집에 가까워지고 있었지만 점점 더 방향 감각을 잃었다. 평평한 도로가 오르락내리락하는 것 같고 시속 10킬로미터의 속도에도 과속을 하는 듯한 기분이 들어 운전대를 꽉 붙잡았다. 공포에 질린 그녀는 트럭 휴게소에 멈춰서 도움을 구하려 했지만 아무도 없었다. 할 수 없이 상태가 회복될 때까지 휴식을 취했다.

시내에 도착할 때쯤 아들에게 전화를 걸려고 했지만 휴대폰이 먹통이었다. 멜러니에겐 그야말로 최악의 시간이었다. 얼마 후 휴대폰으로 연락이 닿은 아들과 친구가 도착했다. 아들이 멜러니의 차를 운전해 집으로 돌아왔다.

우리는 EFT 방식으로 이 사건의 모든 부분에 대해 태핑을 진행했다. 모든 감정, 신체 감각, 방향 감각 상실, 구토, 아들과 연락이 안 되었을 때의 느낌, 무력함, 자신을 스스로 컨트롤하지 못한 데 따른 황당함, 아들을 불러낸 죄책감 등.

여러 라운드 태핑을 진행한 후, 테스트를 통해 운전에 대한 불안이 0으로 떨어졌다는 것을 확인했다. 마지막으로 고속도로에서 운전하느라 힘들었던 기억을 다시 떠올려보라고 말한 나는 그와 관련한 감정을 태핑으로 제거했다. 그런 다음 지금 고속도로에서 운전하고 있는 모습을 상상해보라고 했더니 멜러니는 쉽게 그 장면을 연상하며 즐거운 기분이라고 말했다. 나중에 멜러니는 이렇게 말했다.

"이제 고속도로에서 신나게 운전할 수 있어요. 오히려 전보다 더 여유롭게 운전할 수 있죠."

상담 사례

▶ **에일사**: 수술대에서 죽을까 봐 무서워요.

중년 여성인 에일사는 지난 2년 동안 주저하던 수술을 하기로 결심했다. 피부의 양성종양을 제거하는 간단한 수술이었는데, 불안함 때문에 계속 미룬 터였다.

수술에 대해 이야기할 때 그녀의 불안 강도는 10 이상이었다.
우리는 태핑을 시작했다.

+   확언   다가오는 수술 때문에 불안하지만, 나는 마음속 깊이 완전하게 나를 받아들이고 사랑한다.
+   요약   수술 중이나 수술이 끝난 직후 죽을까 봐 두려움.

태핑을 계속 진행하면서 새로운 기억이나 생각이 떠오르면 그 문제와 연관 있을 가능성이 있으니 나에게 말해달라고 했다. 그러자 에일사가 말했다.

"열일곱 살 때 엄마가 쓸개 수술을 받았는데, 수술 직후 돌아가셨어요."

요컨대 몇십 년 전에 있었던 어머니의 죽음이 에일사가 갖고 있는 두려움의 핵심이었다.

+   확언   어머니가 수술 직후 돌아가신 것처럼 나에게도 그런 일이 일어날까 봐 겁나지만, 이런 나를 마음속 깊이 사랑하고 받아들인다.
+   요약   어머니처럼 죽을까 봐 두려움.

태핑을 하면서 에일사는 어머니의 죽음과 장례를 둘러싼 더 많은 기억을 생각해냈다.

"어머니와 친하게 지내지는 않았지만, 그래도 제 어머니였어요. 어머니를 뵈러 병원에 가려던 참에 돌아가셨다는 전화를 받았죠."

우리는 누구의 도움도 없이 갑자기 어머니의 장례를 준비해야 했던 10대 딸의 당혹스러움에 대해서도 태핑을 했다.

이 일과 관련해 몇 가지 사건이 드러났고, 이런 기억들이 에일사를 화나게 했다. 어머니는 자신의 종교를 떠났다가 죽기 얼마 전 돌아왔다. 하지만 목사는 교회에서 결혼하지 않았다는 이유로 어머니의 장례 준비를 도와주지 않았다. 에일사에겐 아직도 목사에 대한 분노가 남아 있었다.

어머니와 할아버지의 죽음, 그와 관련한 종교적 문제가 표면에 더 드러났다. 오래전 한 노파가 앙심을 품고 자신한테 어머니에 대해 한 얘기에도 몹시 화가 났다. 관련한 모든 사람이 이미 죽어 이 세상에 없었지만, 이 모든 분노가 수십 년 동안 지속되었던 것이다.

에일사의 두려움에는 또 다른 측면이 있었다. 에일사가 다른 치료 방법을 전전하면서 수술을 미루는 것을 못마땅하게 여긴 한 친구는 이렇게 쏘아붙였다.

"넌 3개월 안에 죽거나 휠체어를 타고 다니게 될 거야!"

그 말에 에일사는 상처를 받았다. 친구의 말을 저주로 받아들인 것이다. 그래서 우리는 저주라는 생각을 직접 대면하고 태핑으로 완화했다.

- **+** **확언** 친구가 나를 저주했지만, 나는 나를 사랑하고 받아들인다.
- **+** **요약** 친구의 저주.

죽음에 대한 단어들은 곧 부정적 효과를 잃었다. 그리고 우리는 7장에서 소개한 선택 기법(136쪽 참고)을 활용해 태핑을 했다.

- **+** **확언** 나는 지금 두렵지만, 나는 내 어머니가 아니고 자유롭게 살면서 많은 사람을 도울 것을 선택한다.

마침내 에일사는 화가 나지도 두렵지도 않았다. 평온한 상태에 이른 것이다.

"내가 세상을 떠나야 할 시간이고, 신께서 그렇게 생각하신다면 죽어야죠. 하지만 나는 아직 더 살고 싶고, 하고 싶은 일도 아주 많아요."

EFT 과정을 마친 후 그녀가 나에게 "어떻게 그 모든 것을 기억하게 만드셨어요?"라고 물었다. 나는 내가 아니라 EFT가 그렇게 했다고 답했다. 에일사는 수술을 성공적으로 받았다.

상담 사례

▶ **질**: 계단을 올라가는 게 두려워요.

질은 두 달 후 친구들과 함께 해외여행을 가기로 했다. 하지만 고소공포증이 여행을 망칠까 봐 두려웠다. 그녀는 비행기를 타는 것은 좋았지만 계단을 오르거나 평지보다 높은 곳에 있으면 공포를 느꼈다.

고소공포증 때문에 여행할 때 불편한 점이 매우 많았다. 하지만 질에게는 꼭 보고 싶은 것이 있었다. 그녀는 에펠탑을 정말 제대로 구경하기 위해 EFT를 받아보기로 했다.

왜 이런 공포증이 생겼는지 논의하는 과정에서 질은 새로운 기억을 떠올렸다.

"제가 아기일 때 어머니가 절 떨어뜨린 적이 있다고 했어요. 공포증과 그 사건을 연관 지어본 적은 없는데, 아무튼 어머니가 저를 식탁 위에 잠시 놔둔 사이 떨어져서 다리가 부러졌대요."

놀랍게도 그 사건은 고소공포증과 큰 연관성이 있어 보였다.

나는 기본적인 EFT 과정을 질에게 설명하고, 첫 태핑을 3년 전 업무 현장에서 생긴 사고에 대해 남아 있는 분노를 없애는 것으로 시작했다. 이 사고로 질은 아직도 한쪽 어깨를 완전히 쓰지 못했다. 하지만 태핑을 하면서 어깨가 저절로 움직이는 것을 느꼈다. 집에서도 그 장면에 대해 태핑을 했더니 더 많이 움직일 수 있다고 했다. 질은 EFT의 초기 결과에 매우 놀란 것 같았다.

질은 공포증에 사로잡힐 때 땀이 나고 가슴에 압박을 느꼈다. 우리는 공포증을 초래한 사건에 대해 태핑하면서 두 가지 증상을 완화시키려 노력했다.

그녀는 2층짜리 선상 가옥에서 친구들을 만나고 있었다. 친구가 배의 갑판으로 그녀를 불렀다. 그래서 계단을 오르는데 갑자기 공황 발작이 왔다. 순식간에 공포가 몰려와 계단에 주저앉고 말았다. 그녀는 매우 놀랐지만, 친구들은 계단을 기어오르는 질의 모습을 보고 놀려댈 뿐이었다.

우리는 이 사건의 모든 장면에서 나타난 각각의 증상 그리고 전체적 공포심에 대해 태핑을 진행했다.

질은 어릴 때 식탁에서 떨어진 사건은 잘 기억하지 못했다. 그래도 우리는 신체 기억에 남아 있을 수 있는, 떨어져서 다치는 것에 대한 공포에 대해서도 태핑을 했다(심리학에서는 우리가 두 가지 공포증을 선천적으로 가지고 태어난다고 한다. 큰 소리와 떨어지는 것에 대한 공포증. 다른 공포증은 후천적으로 생긴 것이다). 굴욕감과 친구들이 비웃어서 생긴 상처에 대해서도 태핑했다.

마지막으로 질에게 의자 위에 올라가면 기분이 어떨 것 같으냐고 물었다. 7 정도의 불안감이 느껴진다고 해서 태핑으로 진정시켰다. 질이 내 손을 잡았다. 나는 용감하게 행동하려 하지 말고 느낌대로 솔직하게 행동하라고 당부했다.

질은 내 손을 잡고 조심스레 의자 위로 올라갔다. 그러곤 가만히 서 있다가 내 손을 놓더니 웃으며 말했다.

"예전에는 이렇게 못 했어요. 어지럽고 무서워서요."

내려오면서도 질의 미소는 사라지지 않았다.

나는 앞으로 몇 주 동안 조심스럽게 자신을 불편하게 만드는 높이에서 EFT의 효과를 시험해보라고 권했다. 공포가 남아 있을 경우 다음 태핑 과정에서 다루면 될 터였다.

몇 개월 동안 소식이 없던 질이 마침내 여행에서 돌아와 기쁜 목소리로 전화를 걸었다.

"EFT의 효과가 얼마나 인상 깊었는지 말로 표현하기 힘들어요. 에펠탑의 2층까지 걸어 올라갔죠. 그 위층은 닫혀 있었어요. 조금 두려웠지만 정말 멋졌어요. 예전 같았으면 땀이 나고 벌벌 떨었겠지요. 이제는 계단을 올라가는 데 아무 문제도 없습니다."

상담 사례

▶ **킴**: 얼굴을 물에 담글 수 없어요.

공포증을 다룬 사례 중 가장 빠른 EFT 효과는 5분 만에 나타났다. 그때 나는 수영장의 낮은 수심 쪽에 서 있고, 내 옆에는 고등학교 때부터 얼굴을 물에 담그지 못한다는 20대 여성이 있었다.

우리는 대략 5분 동안 태핑 과정을 진행했다.

- **+** **확언** 나는 물에 얼굴을 담그지 못하지만, 물 공포증이 무척 심하지만, 물이 매우 두렵지만, 이런 나를 마음속 깊이 사랑하고 받아들인다.
- **+** **요약** 물이 두렵다.

그러고 나서 킴은 스스로 얼굴을 물에 담그고 처음으로 스노클을 통해 숨을 쉬기 시작했다. 킴은 출생 경험 요법 세션(또는 호흡 치료 breathwork라고도 함)을 하기 위해 나와 만난 터였다. 이는 보통 방 안이나 물 위에 있는 매트리스에서 시행하는 강력한 요법인데, 나는 킴의 물 공포증을 극복하기 위해 이 기법을 사용했다. EFT 후 내가 그녀의 몸을 지탱하는 동안 킴은 스노클로 숨을 쉬면서 한 시간 동안 호흡 요법에 참여할 수 있었다.

Emotional

Freedom

Technique

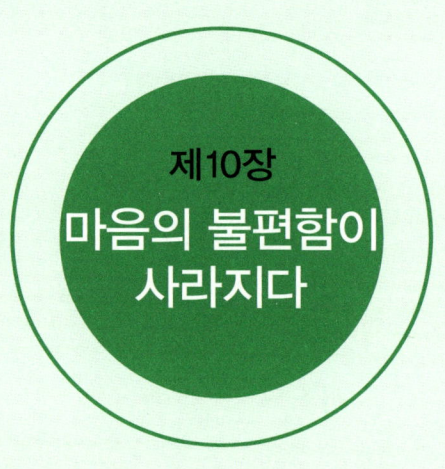

제10장
마음의 불편함이
사라지다

지금까지 EFT의 에너지 기법을 감정과 신체 문제에서 어떻게 활용할 수 있는지 살펴보았다. 이제 한 걸음 더 나아가 정신적 문제에서의 활용에 대해 이야기해보자. EFT로 정신적 문제를 좋은 방향으로 변화시키는 방법은 두 가지가 있다.

- 감정의 해소: 특정 문제에 대한 감정적 압박에서 벗어나면 자동으로 인지의 전환이 생긴다. 강력하고 불편한 감정의 방해를 받지 않는 좀 더 밝고 명확한 관점이다.
- 신념의 변화: 과거에 옳다고 느낀 어떤 신념이나 태도를 좀 더 유연하게 만들면 자발적으로 더 나은 태도가 우러난다.

앞으로 소개할 세 가지 사례를 보면, 처음 가졌던 신념이나 태도가 막혀 있던 어떤 감정을 해소하면서 변화를 맞이한다. 세 번째 사례는 의도적으로 파괴적 생각을 제거했더니 자동으로 생산적인 생각이 그 자리를 채운 경우이다. 내담자가 한 일이라곤 단지 몇 라운드 태핑을 하기로 결심한 것뿐이었다. 태핑은 자기 계발 분야에서 적용하는 어떤 방법보다도 훨씬 효과적이고 쉬운 편이다. 물론 새로운 신념이나 확신을 내면 깊이 체득하기 위해서는 반복, 시각화 그리고 끈기가 필요하다.

상담 사례

▶ **잰**: 그가 나를 떠났어.

영업 사원인 잰은 최근 9개월간 동거해온 남자 친구와 헤어졌다. 그리고 그 슬픔 때문에 EFT를 시작했다. 그녀는 그 남자를 사랑했고 그에게 정서적, 경제적으로 도움을 주었다. 그러나 남자 친구는 결국 예전 여자 친구에게 돌아갔다.

"어떻게 나한테 그럴 수가 있죠? 나를 사랑한다고 했으면서."

잰은 울먹이며 말했다.

그가 잰의 집에서 지내는 동안에도 전 여자 친구는 계속해서 밤늦게 전화를 하곤 했다. 그러면서 그에게 컴퓨터, 애완견 등 다양한 문제를 상담하며 도움을 청했다. 그럴 때마다 그는 항상 여자를 도와주었다. 잰은 그를 믿는다고 말했지만 늘 신경이 쓰였다. 하지만 그는 잰이 얼마나 마음고생을 하는지 알지 못했다.

"저는 점점 분노가 쌓였어요. 하지만 그는 제 감정을 피하기만 했죠. 그냥 진정하라고만 했어요."

우선 잰을 압도하고 있는 분노와 슬픔을 제거해야만 했다. 우리는 이야기를 하며 잰이 남자 친구에게 화가 난 이유를 몇 가지 발견했다. 그리고 각각에 대해 태핑을 하며 분노 수준을 0으로 낮추었다.

+ **확언** 남자 친구가 그 여자의 전화를 받고 나가는 게 정말

싫었지만, 이런 나를 받아들이고 사랑한다.

+ **요약**　화가 난다.

우리는 잰이 남자와 함께 지내며 겪은 몇 가지 고통스러운 기억을 감정 없이 말할 수 있을 때까지 이야기 기법을 사용해 태핑했다.

잰은 한 시간 동안 매우 큰 인지의 변화를 겪었다. 갑작스럽게 저절로 일어난 일이었다. 분노와 슬픔이 가라앉고 침착해졌다. 마음이 맑아지자 전 남자 친구에 대해 새로운 감정이 생겨났다. 바로 측은함이었다. 잰은 이렇게 말했다.

"그가 불쌍해요. 이런 생각이 든 건 처음이에요. 이제 남은 감정은 오로지 사랑뿐입니다. 하지만 무엇보다 제 자존감이 더 중요한 것 같아요. 같은 실수를 다시는 반복하지 않을 거예요."

상담 사례

▶ **로리**: 그 여자를 절대 용서하지 않을 거야.

30대의 전문직 남성인 로리는 이혼과 최근에 끝나버린 연인 관계 때문에 아직도 슬픔을 느끼고 있었다. 그의 문제는 주로 이모와 관련이 있었다. 좋지 않게 끝난 두 번의 연애 모두 이모의 간섭 때문이라고 생각했다. 그는 이모를 매우 싫어했다.

"이모를 어떻게 용서할 수 있겠어요? 용서하고 싶지도 않아요. 미움을 받아 마땅해요."

그동안의 분노와 증오를 마음에 쌓아두는 것은 혈압에 좋지 않다는 걸 알고 있었지만, 이러지도 저러지도 못하는 갈등 상황이 계속되었다. 용서를 하면 이모의 행동을 용납한다는 뜻이거나, 이모가 한 짓을 괜찮다고 인정하는 것처럼 보일까 봐 싫었다.

우리는 용서의 여러 가지 의미에 대해 이야기했다. 나는 용서란 '내려놓는다'는 의미이며, 문제와 자신을 분리하는 것이라고 말해주었다. 아울러 용서는 상대방을 용납하는 것과 아무런 상관이 없다는 얘기도 해주었다. 로리가 화가 나 있다는 걸 알았다면 이모는 그렇게 행동하지 않았을 것이다. 이모는 로리의 분노에 대해 전혀 모르고 있으며, 아마도 그 사건으로 인해 고통받는 것은 로리 혼자뿐일 터였다. 로리는 이런 점을 모두 불공평하다고 느꼈다.

나는 속담 하나를 인용했다.

"용서하지 않는 것은 내가 독을 마시고 그 사람이 죽길 기대하는 것과 같다."

그러자 로리가 "용서를 하고 싶어도 어떻게 해야 할지 모르겠어요"라고 대답했다.

나는 그에게 태핑으로 분노를 낮추고 어떤 변화가 있는지 한번 살펴보자고 권했다. 그는 위험을 감수하고 해보기로 결심했다. 우리는 이모의 거짓말 때문에 화가 난 특정 사건을 떠올리며 태핑을 진행했다. 고통지수가 4로 낮아지자 그의 태도도 한결 부드러워졌다. 그리고 5분도 안 되어 이모의 거짓말에 더 이상 분노를 느끼지 않았다.

가만히 앉아 있던 로리가 이윽고 입을 열었다. "마음이 조금 풀렸어요. 다른 이유 때문에 아직도 화가 나지만 예전만큼은 아니에요. 이젠 이모가 어쩌다 간섭을 좋아하고 모든 게 못마땅한 사람이 되었는지 궁금하네요."

나는 혈압 문제 때문이라도 이모에게 화가 난 이유를 계속 찾아내 침착해질 때까지 각각의 사건을 태핑해주는 게 좋겠다고 말했다. 우리의 과정이 모두 끝난 후, 로리는 용서의 길로 들어선 것 같았다. 완전한 용서에 도달할지 여부는 이제 그의 선택에 달렸다.

EFT 포인트 용서하는 방법

분노로 인해 큰 고통을 받는 사람도 고통지수가 4 정도에 도달하면 대부분 자동으로 태도가 부드러워진다. 그리고 '그 사람은 왜 그런 행동을 했을까?' 또는 '대체 어떤 스트레스를 받고 있기에 그런 걸까?' 등 다른 측면의 생각을 한다.

이런 이해의 시작이 바로 용서의 첫 단계이다. 문제에 대해 고조된 감정이 수그러들면 적대감은 사라지고 자발적으로 용서를 하게 된다. 그 사람과 함께 시간을 보내고 싶지도 않고 그의 행동을 평생 인정하지 못하더라도 더 이상 자신의 인생을 힘들게 하는 응어리에 갇히지 않고 격한 분노를 느끼지도 않는다.

상담 사례

▶ **레노르**: 우리는 정말 적대적이다.

레노르는 과거에 생긴 고통에 대해 진지하게 태핑을 하고 있었다. EFT의 내적 평화 과정을 진행하면서, 자신에게 남아 있는 불편한 사건들을 모두 적고 각각의 항목별로 EFT의 감정 풀어주기 기법을 적용했다.

47번째 항목에 이르렀을 때, 레노르는 아직 갈 길이 멀지만 이쯤이면 큰 문제를 다룰 준비가 되었다고 생각했다. 큰 문제란 너무나 적대적 관계로 끝나버린 결혼 생활, 즉 이혼에 대한 것이었다.

태핑이 끝난 뒤 레노르는 나에게 이렇게 말했다.

"아직까지 남아 있는, 전남편에 대한 불만을 태핑했어요. 내가 한 행동 중 불편했던 것에 대해서도요. 그랬더니 처음 만났을 때 매력적으로 보이던 그의 좋은 점들만 기억나더라고요. 그에게 전화를 했어요. 그는 정말 놀랐죠. 우리는 대화를 나눴고, 좋은 친구가 되었어요. 문이나 토스터를 고쳐주러 가끔 저의 집에 놀러 오기도 해요. 이게 모두 EFT 덕분입니다."

상담 사례

▶ **조이스**: 나는 쓸모없는 존재 같아요.

"무엇을 하고 싶은지 모르겠어요. 방향을 모색하고 싶지만 한 직장에 오래 있지 못하고, 정말 원하는 직업도 못 찾고 있어요."

이렇게 말하는 조이스에게 내가 물었다.

"흥미로운 방향을 찾는 데 뭐가 도움이 될까요?"

"잘 모르겠어요. 자신감이 좀 더 있으면 도움이 될 것 같아요."

"어떤 생각들이 자신감을 가로막나요?"

"음…… '나는 부족해', '능력이 안 돼', '시도하면 뭐 해' 같은 생각요."

"그런 생각을 어디서 처음 했죠?"

조이스는 어깨를 으쓱였다.

"오빠가 생각나요. 오빠는 항상 내가 쓸모없는 애라고 떠들었죠."

우리는 조이스가 어릴 때부터 자신을 '쓸모없다'고 생각했다는 점 그리고 해가 갈수록 그런 생각이 심각해진 것에 대해 얘기했다. 어린 조이스에게 오빠의 말은 권위 있게 들렸다. 오빠는 자기는 운동을 잘하는데 조이스는 그렇지 못하다는 점을 지적하며 그녀를 불만의 희생양으로 만들었다. 결국 그녀는 자신이 쓸모없는 사람이라는 걸 사실로 받아들였다. 어느 정도는 오빠의 관점이 맞는 것 같았다. 지금도 한 직장에 오래 다니지 못하는 자신을 보면 더욱더 오빠 말이 맞다는 확신이 들었다.

'나는 쓸모없다'라는 생각은 단순한 믿음에 불과했다. 하지만 계속 반복해서 생각하다 보니 그게 사실인 것처럼 되어버렸다. 그런 믿음이 자신에게 스트레스 반응이 된 것이다. 보통 때는 자신이 괜찮은 사람이라고 생각하다가도 스트레스를 받으면 불필요한 사람처럼 느껴졌다. 하지만 이제는 그런 생각을 좀 더 생산적이고 긍정적 생각으로 바꾸고 싶었다. 그리고 마침내 그 방법을 찾았다. 나와 조이스는 오랫동안 그녀를 지배해온 그 믿음을 없애보기로 했다. 우리는 그 믿음이 가장 고통스러웠던 시점, 즉 고통지수 10에서 시작했다.

+ **확언** 내가 쓸모없는 사람이라도 그런 나를 받아들이고 사랑한다. 나는 아주 쓸모없는 사람이지만 그래도 나를 사랑한다. 항상 필요 없는 사람이었고 모두가 그 이유를 알지만 나는 그런 나를 사랑하고 용서한다.

+ **요약** 나는 쓸모없는 사람이다.

감정의 세기가 낮아지기 시작하자 조이스는 깜짝 놀랐다. 그녀는 오빠의 말이 사실이었을까 의심하기 시작했다. 몇 번 더 태핑을 해서 고통지수가 5 정도로 낮아졌을 때 그녀가 "그래도 살면서 쓸모 있는 일을 많이 했어요"라고 했다. 고통지수 3 정도에서는 "제가 쓸모없는 사람은 아니었네요. 그런데 왜 나한테 그런 생각을 하도록 만든 걸까요? 오빠한테 화가 나요. 어떻게 나한테 그럴 수가 있어요!" 하고 말했다. 그래서 우리는 분노에 대해 태핑한 뒤 '쓸모없다' 테마로 돌아가 고통지수 1이 될 때까지 태핑을 진행했다.

조이스는 가슴이 후련하면서도 혼란스럽다고 했다. 평생 갖고 있던 자신에 대한 믿음이 완전히 바뀌었기 때문이다.

"나는 정원 가꾸는 걸 좋아하고 또 잘해요. 그쪽 일이 나랑 잘 맞을 것 같아요."

EFT를 한 후, 조이스는 마음속에 새로운 생각을 받아들일 공간이 생겼다. 나는 조이스에게 시험 삼아 "당신이 쓸모없다는 얘기가 사실인가요?"라고 물어보았다. 그러자 그녀가 내 눈을 바라보며 이렇게 말했다.

"지금까지 저는 저에 대해 진실한 적이 없어요. 여태까지 그렇게 믿었다는 게 정말 슬퍼요."

EFT 기법-믿음을 바꾸는 방법

① 스스로에게 '완벽한 진실은 10이라고 가정할 때 그 말은 얼마나 진실한가?'라고 물어본다. 그리고 자신을 괴롭히는 그 믿음에 대해 말한다. 예를 들면 "나는 쓸모없다" 등.
② '나는 쓸모없지만 나를 받아들이고 사랑한다'에 대해 태핑한다.
③ 고통지수가 낮아지거나 0이 되면 자신에 대해 마음이 뭐라고 얘기하는지 살펴본다. 아직도 자신은 '쓸모없다'는 믿음이 유효한가? 아니면 '나는 세상에 필요한 사람이 되기 위해 더 많이 배워야겠어' 또는 '나는 지금도 충분히 가치 있는 사람이야. 왜 그걸 여태 몰랐을까?'라는 생각이 드는가?

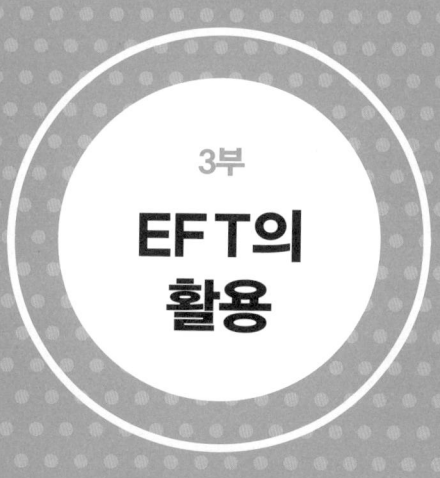

3부

EFT의 활용

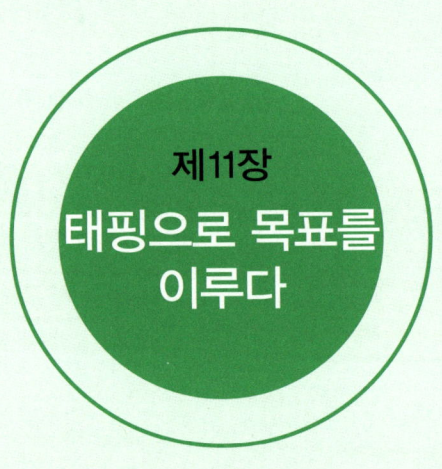

제11장
태핑으로 목표를 이루다

옛 중국 속담에 "당신의 심장에 녹음이 우거진 골짜기가 있다면, 꾀꼬리가 찾아와 노래할 것이다"라는 말이 있다. 이해가 잘 안 된다면 이런 장면을 떠올려보자. 끝없이 이어진 사막을 걸어가는데 싱싱한 푸른 잎이 우거지고 평온해 보이는 초록의 비옥한 계곡, 곧 오아시스를 발견했다. 사막은 지금 당신이 느끼고 있는 부족함을 의미하고, 초록의 계곡은 희망과 발전 가능성이 가득한 마음과 정신을 의미한다. 이 초록의 계곡으로 꾀꼬리가 날아온다는 것은 당신의 소중한 목표가 정말 이루어지고 있다는 얘기이다. 요컨대 위의 중국 속담은 이 같은 뜻이다. '기대로 가득한 마음, 기쁨, 몰입하는 느낌을 소중하게 생각하고 유지한다면 당신의 보물(목표)이 날아올 것이다.'

사실 이런 충고는 자주 듣는 것이긴 하다. 하지만 이 같은 희망적인 상태를 유지하려면 지속적인 '설렘'이나 '즐거움'이 필요하다. 목표를 이룰 때까지 어떻게 그런 느낌과 열정을 유지할 수 있을까? 답은 바로 태핑에 있다.

나를 설레게 하는 것은 무엇인가?

행복해지기 위해서는 먼저 나를 실제로 행복하게 만드는 게 무엇인지 알아야 한다. 그래야만 스스로를 설레게 하는 목표를 정할 수 있다. 그리고 목표에 대해 어떤 마음을 갖는가에 따라 성공 여부가 달려 있다.

당신은 자신을 행복하고 기쁘게 만드는 것이 무엇인지 정확히 알고 있는가? 텔레비전에 나오는 반짝이는 새 자동차? 아프리카에서 보내는 환상적 휴가? 아니면 근사한 직업? 이 중 하나라면 목표는(최소한 이론상으로는) 뚜렷하다. 실현 가능성도 있고, 당신을 설레게도 한다. 꾀꼬리가 저 멀리서 기쁘게 날아온다는 뜻이다.

하지만 만약 마음 저 깊은 곳에 그 목표를 이룰 수 없다거나 그럴 자격이 없다는 생각이 자리한다면 꾀꼬리는 결코 날아오지 않을 것이다.

우리는 꿈과 관련해 흔히 이런 경고를 들으면서 자란다. "뱁새가 황새 따라가다 가랑이 찢어진다." "송충이는 솔잎을 먹어야 한다." "허황된 꿈은 깨라!"

기성세대들은 젊음의 열정이 자신의 삶을 방해할까 봐 꿈을 항상 깎아내리는 것인지도 모른다. "넌 대체 네가 얼마나 대단하다고 생각하니?" "분수를 모르고 그러지 마." 또는 대놓고 모욕을 할 수도 있다. "커서 뭐가 되려고 그러냐." 만약 이런 상황에 익숙하다면 이제라도 당신의 목표를 이루기 위한 노력이 필요할 때이다. EFT를 통해서 말이다.

> **EFT 기법-목표를 이루는 EFT 과정**
>
> 1단계: 원하는 것을 명확히 한다.
> 2단계: "그래, 하지만……"을 나열한다.
> 3단계: 방해되는 생각을 태핑으로 제거한다.
> 4단계: 실용적으로 생각하고 행동한다.
> 5단계: 목표를 생생하게 시각화하는 것을 즐긴다.

＋ 1단계: 원하는 것을 명확히 한다

목표를 마치 현재 일어나는 것처럼 현재 진행형으로 적는다.

"나는 지금 ____을 하고 있다(가지고 있다)."

목표는 측정 가능해야 한다. 즉 자신이 목표에 도달했다는 것을 다른 사람에게 증명할 수 있어야 한다. '나는 더 친절한 사람이 되고 싶다'는 추상적 생각은 의도에 불과하므로 자신이 더 친절한 사람이 됐다는 걸 증명할 수 있는 목표로 바꾸어야 한다. 예를 들면 '제삼세계 국가에 고아원을 설립한다'는 식으로 말이다.

목표는 당신에게 큰 동기를 부여하는 것이되 가까운 미래에 이룰 가능성이 있어야 한다. '나는 최초로 화성에 발을 딛는 사람이 될 거야'처럼 가능성이 전혀 없는 목표는 안 된다. 또 가까운 시일 안에 원래 하려던 프로젝트도 목표가 될 수 없다. 그것은 목표가 아니라 계획이나 업무일 뿐이다. 계획은 목표로 삼든 그렇지 않든 실행할 가능성이 높은 것이고, 또 벗어나고 싶은 일을 목표로 삼는 것도 옳지 않다.

떠올린 목표가 당신에게 설렘을 주지 못한다면 과감하게 버리고 다른 목표를 설정한다. 목표를 떠올릴 때 드는 기대감과 설렘이 지구력을 높이고, 방해물을 제거하는 힘을 주고, 의도적으로 당신의 삶을 새롭게 만드는 데 매우 중요한 역할을 한다.

어떤 사람은 목표에 기한을 두는 것을 좋아한다. 반면 어떤 사람은 기한 없는 목표를 좋아하는데, 이럴 경우는 목표가 영원히 목표로만 남아 있을 수 있다.

✚ 2단계: '그래, 하지만……'을 나열한다

당신의 목표를 확언으로 적는다. "나는 지금 멋진 파란색 새 차를 갖고 있어!" 이렇듯 색깔로 표현하는 것은 중추신경계를 긴장하게 만든다. 신경계뿐 아니라 목표를 이루는 데 도움이 되는 모든 것을 동원해야 한다. 마음속의 모든 내적 감각을 동원해 목표가 이루어지는 그림 또는 원하는 것을 하고 있는 그림을 그린다.

'멋지다'는 단어는 감정을 끌어내는 모든 상황에서 쓸 수 있는 가장 좋은 말이다. '멋지다'는 말을 자주 활용하자. 당신은 실제로 가질 수 있는 것보다 훨씬 비싼 차를 멋진 차라고 할 수도 있다. 혹은 지금 차가 없다면 바퀴 4개 달린 네모난 상자라면 모두 멋지게 보일 수도 있다.

이제 모순되는 생각을 나열한다. 목표를 크게 말하고, 그다음에 가장 먼저 떠오르는 부정적 생각을 찾아내 적는다. 개리 크레이그는 이 부정적 생각을 '꼬리말tail-ender'이라고 부른다.

예를 들면 이런 것이다.

- 나는 지금 멋진 파란색 새 차를 가지고 있어!
  → 누군가 나를 조롱하고 있군.
- 나는 지금 멋진 파란색 새 차를 가지고 있어!
  → 그래, 하지만 그건 불가능해, 나한텐 그런 걸 살 능력이 없어.
- 나는 지금 멋진 파란색 새 차를 가지고 있어!
  → 그래, 하지만 나는 그런 차를 평생 살 수 없을 거야.
- 나는 지금 멋진 파란색 새 차를 가지고 있어!
  → 그래, 하지만 그걸 살 돈을 어떻게 마련해야 할지 모르겠어.

마음이 토해내는 부정적 생각을 모두 읽어보고 공통된 요인, 공통된 생각을 찾는다. 위의 예를 정리하면 이렇다. '나는 평생 새 차를 살 능력이 안 될 거야.' 그렇다. 지금은 충분히 그렇게 느낄 수 있다. 만약 '그래, 하지만' 이후 들어갈 문장, 즉 부정적 생각이 하나도 떠오르지 않는다면 목표를 달성하지 못할 이유가 없다. 당신을 가로막는 것은 없다. 그러니 행동으로 옮겨 목표를 달성하면 된다.

하지만 마음속 깊은 곳에 복잡한 정신적 방해물이 영리하게 숨어 있을 수 있다.

당신의 목표가 '나는 지금 멋진 파란색 새 차를 가지고 있어!'이고 첫 번째 부정적 생각이 '그래, 하지만 나는 그런 차를 가질 수 없어'라면 '왜?'라는 질문을 덧붙이고 문장을 완성해본다. 어쩌면 문제는 차를 살 돈이 아니라 다음과 같은 복잡한 생각에 있을 수도 있다.

- 그런 비싼 차를 타면 마음이 불편해.
- 사람들은 내가 과시한다고 생각할 거야.
- 그런 차를 운전하려면 항상 옷을 잘 차려입어야 해.

이런 마음속에 깔려 있는 공통된 요소는 그런 차를 갖는 게 두렵다는 것이다. 이런 생각은 당신으로부터 그 차를 더욱더 멀어지게 한다. 당신이 하는 이런 부정적 생각을 합리적이라고 믿는 한 목표를 이루기 위한 행동에 나설 수 없다.

하지만 기운 빠지는 이 문장들이 비록 사실이라 해도 단지 생각일 뿐이다. 생각은 언제든 변할 수 있다. 자, 어떻게 바뀌는지 살펴보자.

+ **3단계: 방해되는 생각을 태핑으로 제거한다**

목표를 향한 열정으로 가득한 상태를 만들려면, 우선 지금 목표에 도달할 가능성이 어느 정도인지 측정한다. 자신에게 이렇게 물어본다. '만약 10이 완전한 참이고 0이 완전한 참이 아니라면 이 진술은

지금 어느 정도 사실일까?'

"나는 절대로 멋있는 파란색 새 차를 가질 수 없어!"

이것이 합리적인지 논리적인지는 무시하고 감정에 주목하며 단계를 매겨본다. 차를 가질 수 없다는 사실성이 9로 느껴지지만 그 사실이 완전한 거짓, 즉 0이길 바란다고 가정하자.

손날 타점을 두드리면서 다음과 같은 확언을 말한다.

+ **확언**
  - 나는 평생 그 차를 살 수 있는 돈이 없겠지만, 혹은 그렇게 좋은 차에서 편안함을 못 느끼겠지만, 나는 이런 나를 마음속 깊이 완전하게 받아들이고 사랑한다.
  - 너무 비싸서 내 능력 밖에 있는 차이지만, 혹은 친구들이 부정적인 말을 하겠지만, 나는 이런 나를 마음속 깊이 완전하게 받아들이고 사랑한다.
  - 내가 그런 차를 살 만큼 많은 돈을 갖는 것, 그런 차를 소유할 정도로 자신감을 갖는 걸 상상할 수 없지만, 나는 이런 모든 느낌을 마음속 깊이 완전하게 받아들인다.

+ **요약** 나는 평생 그런 돈이 없을 거야(또는 나는 그런 차를 타기에는 항상 부족한 사람일 거야).

이 문장에 대한 감정의 세기가 낮아질 때까지 여러 라운드 태핑을 진행한다. 그러면 위와 같은 확언에 대해 마음속에서 반발이 일어나기도 한다. 이는 훌륭한 전환점이다.

요컨대 다음과 같이 다른 생각을 할 수도 있다. '지금은 그럴 만한 돈이 없지만, 차를 살 정도의 돈을 모을 방법을 찾을 수 있을 거야.' '처음에는 마음이 좀 불편하겠지만, 나는 이런 차를 탈 자격이 있어. 친구들이 나를 질투하고 축하해주지 않으면 새로운 친구를 사귀지 뭐.'

부정적 확언에 대해 고통지수가 0이 될 때까지 계속 태핑을 하면 그것은 더 이상 문제가 되지 않는다. 이제 모든 마음을 언제 어떻게 목표를 달성할 것인지에 열정적으로 쏟아붓고 실천하면 된다.

대부분의 사람은 방해되는 다른 생각을 찾아내려 한다. 만약 자신의 목표를 방해하는 또 다른 생각이 있다면 같은 방식으로 처리한다. 그리고 간절히 원하는 목표가 있다면 매일 10분 또는 30분, 혹은 한 달 동안 이 프로젝트에 대해 태핑한다.

고통지수가 더 이상 낮아지지 않거나 정신적·감정적 막힘이 너무 크게 느껴지면 영화관 기법을 적용한다(제7장 참고). 그러면 공통 요인과 연결된 불편한 기억들이 떠오를 것이다. 그중에서 가장 생생하거나 가장 먼저 떠오르는 기억을 찾아서 하나씩 중화해나간다.

'평생 그럴 돈이 없을 거야' 혹은 '나는 그럴 자격이 없어'처럼 자신을 지배하는 특정 신념의 원인, 즉 깊숙이 숨어 있는 이유를 없애려면 그런 생각이 처음에 새겨진 시점을 찾아내 원인을 신중하게 처리해야 한다. 아마도 트라우마나 격렬한 감정과 연관되어 있을 가능성이 매우 높다. 이렇게 깊은 수준에서 자신을 되돌아보려면 EFT 코치의 도움이 필요하다. 우리에겐 고통스러운 기억으로부터 자신을 보호하려는 본능이 있기 때문이다. 그래서 자신을 보호하기 위해 '나는 몰라', '기억나지 않아', '그곳에 다시는 가기도 싫어' 하고 피해버린다.

하지만 치료의 핵심은 막혀 있는 '그곳'이기 때문에 정확히 '그곳'으로 가야 한다. EFT 치료 방법을 활용하면 생각보다 접근하기 쉬울 수 있다. 자신의 삶을 방해하는 원인을 처리하는 과정은 앞으로의 인생에 큰 도움을 주고 원하던 보물, 즉 목표를 이룰 수 있게 한다.

+ **4단계: 실용적으로 생각하고 행동한다**

목표를 달성하기 위해 언제 어떤 과정을 실천해야 하는지 적어본다. 목표 달성을 위한 과정을 나열한 뒤에는 다시 EFT를 활용한다. 만약 EFT 과정 중 무언가 걸림돌이 생긴다면 태핑으로 문제 원인을 제거한다. 할 일을 미루는 습관이 있다면 이 역시 태핑으로 없앨 수 있다.

+ **확언**   실용적인 세부 사항을 시작도 못 하겠지만, 두려워서 시작도 못 하고 있지만, 목표 달성 날짜를 못 정하고 있지만, 나는 이런 나를 마음속 깊이 사랑하고 받아

들인다.

+ 요약   나는 시작을 못 하겠다(이유가 뭐든. 예를 들면 그때까지 목표를 달성하지 못하면 실망할까 봐. 하지만 날짜는 필요하면 얼마든지 변경할 수 있다).

두려움 또는 제한 요소를 나열하고 각 항목의 고통지수를 최소 2까지 낮춰보자.

+ **5단계**: **목표를 생생하게 시각화하는 것을 즐긴다**

색깔 있는 큰 글씨체로 종이에 목표와 그 목표를 달성했을 때의 상황을 설명하는 글을 인쇄해 붙여놓아도 좋다.

"나는 내 멋진 파란색 새 차를 운전하면서 정말 즐거운 시간을 보낸다. 목표를 이루어서 자랑스럽고, 기분이 좋고, 매우 감사하다!"

목표를 시각화할 수 있는 사진을 잡지에서 찾아 같이 붙여보자. 본인 사진도 함께.

이렇게 만든 포스터를 보며 매일매일 큰 소리로 읽으며 목표를 실현한 것처럼 느끼는 습관을 기르자. 그리고 꾀꼬리가 날아와 당신을 위해 노래하길 기다리자.

목표를 더 빨리 이루고 싶다면?

목표를 빨리 이루고 싶다면 '마음 영화mind movie', 즉 목표를 형상화한 그림, 문구, 승리의 음악 등을 삽입해 짧은 영상을 만들어도 좋다. 미국의 유명한 성공 트레이너 밥 프록터Bob Proctor는 자신의 친구 라이언 히긴스Ryan Higgins가 제작한 '마음 영화' 제작 키트를 무상으로 지원하고 있다(www.mindmovies.com). 컴퓨터, 휴대폰, 또는 태블릿으로 자기만의 '마음 영화'를 아침저녁으로 보고 들을 수 있다. 빠른 목표 달성을 위해 더 많은 태핑을 해도 좋다. 많은 EFT 애호가들은 긍정적 확언을 하며 태핑하는 행동은 자신의 의도를 마음 깊이 심는 효과가 있다고 말한다. 하지만 이는 당신의 의도와 모순되는, 무의식에 박힌 부정적 생각을 제거한 후에만 가능하다.《The Biology of Belief 믿음의 생태학》의 저자 브루스 립턴 박사는 무의식은 의식보다 100만 배 더 강력하다고 했다. 1단계부터 5단계까지 진행하는 동안 절대 방심해서는 안 된다. 목표에 대한 열정과 몰입이 잠복해 있는 '그래, 하지만……'을 밝혀낼 것이다. 그리고 어떻게 대처해야 하는지도 이제 충분히 알고 있다. 각각의 이유에 대해 1단계로 돌아가서 대처하면 다시는 방해받지 않을 것이다. 축하한다! 이제 당신은 뚜렷한 목표가 생겼고, 삶을 더 훌륭하게 만들어가고 있다. 이런 태도는 당신에게는 큰 힘이, 다른 사람들에게도 많은 격려가 된다.

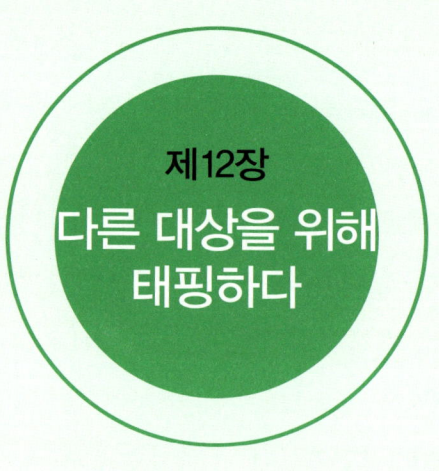

제12장
다른 대상을 위해
태핑하다

기본 EFT에 익숙해졌다면 이제 스스로 태핑하지 못하는 사람이나 다른 곳에 있는 사람을 위해 EFT를 적용할 수 있다. 이 실험적 과정을 '대리 태핑하기'라고 부른다. 대리 태핑하기도 높은 성공률을 보이지만, 모든 경우에 효과적이라고는 말할 수 없다. 대리 태핑하려면 목적성과 생생한 상상력이 모두 필요하다.

- 당신의 몸을 태핑하면서, 다른 사람이 태핑을 받는다고 상상한다.
- 다른 사람의 사진을 보면서, 혹은 그 사람이 앞에 있다고 상상하며 자신을 태핑한다.
- 다른 사람을 대신해 마음속으로 그 사람을 위해 태핑한다.
- 자기 자신을 위해 머릿속으로만 태핑한다. 예를 들면 남들에게 태핑하는 모습을 보이기 싫을 때 등

다른 사람 또는 동물을 대신해 이 기법을 활용하기 전에 먼저 자신에게 한번 적용해보자. 이는 우리 모두가 에너지적으로 연결되어 있다는 이론에 기초한 실험이다.

예를 들어 불면증으로 고생하고 있다면 밤에 자리에 누웠을 때 자신의 몸에 태핑한다는 상상을 해본다. 많은 사람이 실제로 태핑하는 것처럼 생생하게 몇 라운드를 상상하는 것만으로도 편안한 잠을 이룰 수 있었다.

- **확언**　나는 잠이 들지 않지만, 이런 나를 마음속 깊이 받아들이고 사랑한다.
- **요약**　잠이 오지 않는다.

물론 깨어 있을 때 정기적으로 불면증의 원인인 불안한 감정을 태핑으로 완화할 수도 있다.

아울러 대리 태핑하기는 다음과 같은 사람이나 동물에게 적용할 수 있다.

- 자기 자신을 돌보지 못하는 사람, 알코올 중독자, 몸이 불편한 사람, 노인 등
- 울고 있는 아기나 어린이
- 사고를 당해 힘들어하는 사람
- 곤란한 상황에 빠진 동물 등

EFT 포인트　주의할 점

EFT는 의학적, 정신적 상담과 치료를 보완하는 방법일 뿐 대체하는 수단은 아니라는 사실을 다시 한 번 강조한다.

개리 크레이그는 대중교통을 이용하던 중 끝없이 칭얼거리며 우는 아기를 보았다. 그는 측은한 마음으로 눈을 감고 아기에게 태핑을 하

는 상상을 했다. 그러자 아기가 곧 울음을 멈췄다. 우연이었을지도 모르지만 우연도 자주 일어나면 더 이상 우연이 아니다.

전 세계적으로 태핑 대리인의 다정한 의도 덕분에 평화를 찾는 아기와 어린이가 많다. 어린이에게 태핑을 가르치는 것도 좋다. 하지만 아이가 직접 태핑을 할 수 없거나 권하기 어렵다면, 대리 태핑으로 큰 도움을 줄 수 있다. 어떤 가족은 이 방법으로 방황하는 청소년을 돕기도 한다.

어린이, 어른, 물고기, 새 등의 신체적·행동적 문제를 다룬 대리 EFT 효과에 대해서는 www.eftuniverse.com에서 읽어볼 수 있다. 한 여성은 질병에 걸린 나무에 태핑을 해서 나무의 건강에 도움을 준 적이 있다. 아래는 사람이 아닌 다른 대상에 태핑을 실시해 성공한 사람이 올려둔 사례이다.

- 개: 뱀에게 물린 상처, 심각한 심장 사상충 문제, 천둥 공포, 귀 염증, 다른 개로부터 공격받아 생긴 상처, 차멀미, 종양 등
- 고양이: 헤어드라이어 공포, 집 안 가구 훼손, 잦은 폭력
- 말: 숨 막힘, 공황 발작, 만성 자궁 염증
- 새: 극심한 호흡곤란, 식이 문제
- 물고기: 눈 염증

이상하게 들리더라도 한번 시도해보면 어떨까? 대리 태핑하기는

태핑이 불가능하거나, 태핑하기엔 너무 멀리 있거나, 남들 눈에 띄기 싫은 난처한 상황에서 유용하다. 물론 모든 사람이 다른 이의 시선이나 생각에 구애를 받는 것은 아니다.

예를 들면 법정에서 분노 통제 훈련을 해야 한다고 선고받은 사람에게 내 동료가 태핑을 가르친 적이 있다. 그 남자는 만취한 상태로 자주 행패를 부려 경찰과도 싸우고 유치장에서 밤을 보내는 일이 잦았다. 태핑을 배운 뒤, 또 한 번 그런 상황이 벌어졌다. 경찰차를 타고 이동하면서 그는 태핑을 하기 시작했다. "당신 지금 뭐 하는 거야?" 당연히 경찰이 윽박질렀다. 하지만 그는 태핑을 할수록 분노가 가라앉고 차분해졌다. 그리고 처음으로 경찰서에서 집에 가도 좋다는 허락을 받았다.

대리 태핑하기에도 개인마다 선호하는 몇 가지 방법이 있는데, 아래에 소개한다. 한 번으로 효과가 충분할 수도 있고 꾸준한 태핑이 필요할 수도 있다.

> **EFT 기법-타인을 위한 대리 태핑**
>
> ① **주제 정하기**: 행동 패턴이나 보편적 질병 대신 가능한 한 구체적으로 설명한다. 한 번에 한 가지 요인이나 증상, 감정, 행동에 집중한다. 이것을 당신의 목표로 삼는다.
>
> ② **수혜자에게 집중하기**: 수혜자와 함께 있지 않다면 상상력을 돕기 위해 사진이나 그림을 이용하거나 손으로 허공에 그 사람의 윤곽을 그린다. 그리고 수

혜자의 경락점 위치를 떠올리면서, 마치 그 사람이 앞에 있는 것처럼 태핑한다. 머릿속으로만 해도 좋고, 큰 소리를 내면서 치유해도 좋다.

+   확언   오른쪽 발목이 너를 불편하게 하고, 그래서 답답하지만 너는 이런 너 자신을 사랑하고 받아들인다.
+   요약   너의 오른쪽 발목 통증.

③ 또는 수혜자인 것처럼 하기: 잠깐 동안 본인이 수혜자라고 생각하며, 스스로에게 문제 또는 통증이 있는 것처럼 자신의 몸을 태핑한다.

+   확언   나는 _____(수혜자 이름)이다. 오른쪽 발목에 극심한 통증이 있어 답답하지만, 이런 나를 사랑하고 받아들인다.
+   요약   이 오른쪽 발목 통증.

이 방법을 선택하면, 치유 마지막에 자기 에너지를 수혜자의 에너지로부터 분리해야 한다. 이를테면 "이 태핑은 끝났다. 나는 _____(자신의 이름)이다"라고 말하면서 자신의 모든 경락점에 한 라운드의 태핑을 하면 된다.

④ 고통지수 추측하기: 태핑 라운드를 실행하면서 최선을 다해 상대방의 감정 세기를 직감하거나 추측해본다. 그 느낌이 너무나 생생해 놀랄 수도 있다. 어떤 경우든 눈에 띄는 발전을 감지하고 확인할 수 있으면 대리 태핑을 계속 수행할 의욕이 생길 것이다.

EFT 기법-동물 등 다른 생명을 위한 대리 태핑

① 선택하기: 일반적 증상을 설명하지 말고 특정 증상이나 감정에 초점을 맞춰 최대한 구체적으로 주제를 선택한다.

② **태핑하기**: 동물과 함께 있으며 그 동물이 태핑을 하기에 적합한 크기이고 안전하다면, 그 동물에게 직접 EFT를 적용할 수 있다. 사람의 경락점에 대응하는 동물의 경락점 위치를 추측해서, 그 동물의 감정이나 문제가 무엇인지 소리 내 말하며 태핑한다. 예를 들어, 다음은 애완용 말에 효과적인 태핑 주제이다.

+ 확언   네 발이 아프지만, 너는 너 자신을 사랑하고 우리도 너를 사랑한다.
+ 요약   너의 아픈 발.

③ **또는 태핑한다고 상상하기**: 동물과 떨어져 있거나 그 동물이 너무 작아서 직접 태핑할 수 없을 경우에는 상상력과 걱정하는 마음으로 하면 된다. 마음속으로 동물의 신체 모양을 떠올리면서 경락점을 태핑한다고 상상한다. 동물의 몸이 너무 작다면 머릿속으로 크게 만들어 직접 태핑한다고 상상한다.

+ 확언   목에 염증이 있지만, 너는 너 자신을 사랑하고 받아들인다. 너는 소중한 우리 가족이란다.
+ 요약   염증.

④ **또는 수혜자인 것처럼 태핑하기**: 당신의 몸을 태핑하면서 자신이 그 동물이라고 상상하는 것도 좋다.

+ 확언   너무 무서워서 계속 떨고 있지만, 나는 괜찮다.
+ 요약   무서움과 떨림.

이 방법도 앞서 언급한 것처럼 치료 마지막 단계에서 자신의 에너지를 수혜자의 에너지로부터 분리해야 한다. 요컨대 "이 태핑은 끝났다. 나는 _____(자신의 이름)이다"라고 말하면서 자신의 모든 경락점을 태핑한다.

⑤ 고통지수 추측하기: 사람의 경우와 마찬가지로 태핑 라운드를 실행하면서 상대방의 고통지수를 직감하거나 추측해본다. 긍정적 변화를 관찰하며 계속해서 점수를 매긴다.

EFT 포인트 어린이 또는 동물을 위한 말

동물과 어린이를 위해 태핑할 때 사용하는 말은 EFT의 기본 확언 "나를 사랑하고 받아들인다"보다 간단하고 안심시키는 말을 쓰는 것이 효과적이다. 성인에게는 어떤 문제가 있어도 자신을 받아들이도록 격려하는 말을 사용하지만, 동물이나 어린이에게는 자신이 사랑과 보살핌을 받고 있으며 안전하고 소중하다는 사실을 확인시켜주는 단어를 사용하는 것이 좋다.

EFT 기법-자신을 위한 대리 태핑

태핑을 하고 싶지만 남들이 이상한 사람으로 볼까 봐 못 하는 상황도 있다. 이럴 땐 태핑을 위해 화장실 같은 사적인 공간으로 이동할 수도 있지만, 이보다 간편하게 공공장소에서 대리 태핑을 이용하는 방법도 있다.
눈을 뜨거나 감은 상태로, 평상시처럼 특정 문제에 대해 자신을 태핑한다고 상상한다. 이때는 앞에서 했던 것과 마찬가지로 고통지수를 낮추는 방법으로 어떤 변화가 일어나는지 주시한다(제2장에서 설명한 대로 손가락 태핑만 선택해도 좋다).

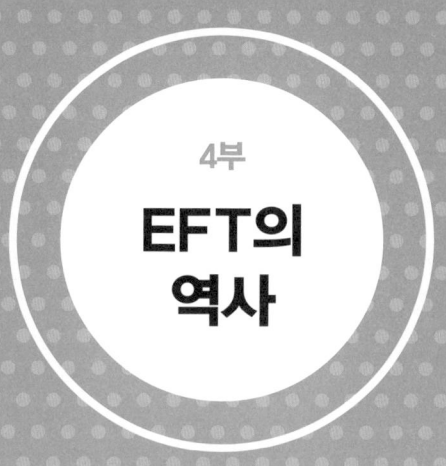

4부

EFT의 역사

제13장
EFT의 기원을 만나다

"저는 이 세상의 모든 의사가 약물 치료, 수술, 방사능 치료 또는 그 밖의 다른 침습적 치료를 하기 전에 EFT 같은 에너지 의학을 활용하는 방안에 대해 깊이 고려해봐야 한다고 생각합니다. 제가 관찰한 것을 바탕으로 추산하면, 이를 실현할 경우 미국의 의료 비용이 80% 정도 줄어둘 것입니다."

2008년, 미국 신新후생유전학 수상식에서 EFT의 창시자 개리 크레이그가 과학자, 심리학자 그리고 의료업 종사자들로 이뤄진 청중에게 했던 말이다.

EFT는 1990년대에 독립적으로 개발한 여러 가지 에너지 기법 중 가장 빨리 성장하고 있는 분야이다. 에너지 기법은 그 종류가 다양하며 정신적, 심리적 그리고 육체적 증상의 효과적 개선을 위해 경락 이론을 적용한다. TFT Thought Field Therapy(사고 영역 치료법)와 TAT Tapas Acupressure Technique(타파스 지압 기법)도 에너지 기법에 해당한다. 에너지 기법의 기원을 찾아보면 놀라울 정도로 오래되었다는 사실을 알 수 있다.

경락이란 무엇인가?

4,500년 전 중국 치유자들이 만든 원리에 따르면, 경락은 인체 전반

에 존재하는 12개의 전자기적 회로로 구성되어 있다.

1970년대에 우주 비행사의 심장을 관찰하던 러시아 과학자들은 인체에 전자기적 회로가 있음을 감지했다. 아울러 이러한 발견으로 중국의 경락 체계가 인정을 받기에 이르렀다. 러시아 과학자들은 이 전자기적 회로 체계를 바탕으로 우주 비행사 개개인에게 우주에서의 건강관리법을 알려주었다. 이러한 기술의 발전으로 활발한 생체 공명biological resonance 산업이 시작되었고, 현재까지도 인체의 에너지 작용에 관해 많은 정보를 읽어내는 민감한 도구가 개발되고 있다.

앞에서 살펴보았듯 EFT는 인체의 섬세한 생체 전위 체계에 잦은 혼란이 일어나며, 이러한 혼란이 부정적 감정의 원인이라는 사실에 기반을 둔 치유법이다. 실제로 EFT를 통한 교정과 치유가 이 사실을 입증한다.

하지만 에너지 체계의 주인인 우리는 사실상 혼란이 언제 일어나는지 잘 모른다. 다만 추측할 뿐이다. 주요 경락이라고 부르는 신체 부위를 태핑은 하되 그 에너지를 느끼지도 보지도 못한다. 경락은 주변 피부보다 낮은 전기 저항을 기록한다. EFT 효과가 빨리 나타나지 않고, 부정적 감정에 갇혀 있으며, 인생이 잘 풀리지 않는다고 느낀다면 에너지 체계에 혼란이 있다는 단서이다.

극성 반전

EFT는 이 분야에서 한 가지 새로운 발견을 했다. 바로 행복한 일상생활과 EFT의 적용에 방해가 되는 에너지 상황이다. 태핑을 하는 사람은 이 현상을 '심리적 반전' 또는 '극성 반전'이라고 한다.

극성 반전이 일어나면 경락의 흐름이 뒤바뀌면서 우리가 인생에서 기대하는 목표의 반대 측면을 맞이한다. 이런 현상은 '배터리를 거꾸로 넣은 것'으로 비유할 수 있는데, 그 원인은 아직 완전히 밝혀지지 않았다. 의도가 무엇이든 이런 부정적 체내 작용은 우리 인생에 막대한 악영향을 미친다. 심한 경우 해야 할 일을 못 하게 하고, 자기 파괴를 초래할 수도 있다. 다행스러운 것은 이런 행동이 성격 등의 개인 문제가 아니라 에너지 반응이라는 사실이다. EFT 같은 에너지 교정을 통해 이런 현상을 없앨 수 있다.

극성 반전은 모든 사람에게 영향을 미친다. 그중에서도 우울증, 중독, 만성적 불안, 특정 중증 질환을 앓는 사람은 더 심각한 극성 반전을 경험한다. 이런 사람이 에너지 균형을 다시 맞추려면 더욱 강력하고 부지런히 EFT를 활용해야 한다.

효과적인 균형 회복을 위해서는 EFT를 올바르게 사용해야 한다. EFT의 기본 과정은 이러한 극성 반전을 교정하기 위한 것이다. 그 과정은 대체로 성공적이지만, EFT 마스터 린지 케니Lindsay

Kenny는 문제를 더 깊이 파고들어 많은 해결책을 제시했다(www.lifecoachingwithLindsay.com 참고).

과학기술의 발달로 경락점을 자극할 때마다 뇌에서 스위치가 켜진다는 사실이 밝혀졌으며, 경락 이론에 대한 과학적 연구는 지금도 지속적으로 이뤄지고 있다.

오래된 치유법, EFT

EFT가 새로운 발견처럼 보일 수 있지만, 사실은 중국에서 경락을 발견한 시기와 동시에 시작되었을 수 있다. 또는 그보다 더 고대에 발견한 치료 요법이 새롭게 꽃핀 것일 수도 있다. 근래의 고고학에 의하면 경락에 관한 지식은 선사 시대 유럽, 아시아, 남미에도 존재했다고 한다.

세계적인 일반 의학 학술지 〈The Lancet랜싯〉은 1999년 유럽, 시베리아, 페루 그리고 칠레에서 발견한 선사 시대 미라에 대해 보고하며, 그 미라에 그려진 다양한 문신이 치료 효과를 위한 것일 수도 있다고 설명했다.

예를 들어 '설인The Iceman'이라는 별명이 붙은 유럽에서 가장 오래된 냉동 미라는 1991년 녹아내린 티롤리언 알프스 빙하에서 발견한

5,300년 전의 사냥꾼 사체이다. 이 사냥꾼은 마흔다섯 살 즈음에 화살을 맞아 사망한 것으로 추정하는데, 그의 몸에 있던 58개의 단순한 문신 중 9개가 전통 경락점 또는 그 주변에 위치했다.

방사선학적 연구로 설인이 요추 부분의 퇴행성 관절염에 시달렸다는 것을 밝혀냈는데, 그의 몸에 있는 9개의 문신 위치는 현재 퇴행성 관절염 치료에 사용하는 전통 경락점 위치와 일치한다.

EFT의 발견

1960년대에 본격화된 20세기 EFT의 역사는 8개국에 거주하는 EFT 마스터 실천가의 공동 웹사이트 www.eftmasters worldwide.com 에 실려 있다. 그 내용을 간략하게 소개한다.

미국의 척추 교정 지압 요법, 곧 카이로프랙틱chiropractic 치료사 조지 굿하트George Goodheart 박사는 환자가 자신을 불안하게 만드는 무언가를 떠올리면, 이전까지 강했던 근육의 반응이 약해진다는 사실을 발견했다. 이와 관련한 근력 검사는 현재 신체운동학 분야 등에서 널리 활용하고 있다.

이 발견에서 힌트를 얻은 호주의 정신과 의사 존 다이아몬드John Diamond는 환자에게 근력 검사를 시행해본 결과 가장 빠르게 감정적 문제의 핵심을 찾을 수 있었다.

미국의 심리학자 로저 캘러핸은 이 발견에 심신 의학 지식, 침술 요법, 신체운동학 등의 요소를 덧붙여 '사고 영역 치료'라는 복잡한 체계를 개발해냈다. 그리고 많은 감정 및 육체 문제를 치료하기 위해 다양한 조합의 경락점을 손끝으로 태핑했다.

스탠퍼드 출신의 엔지니어이자 인생 코치이며 EFT 창시자인 개리 크레이그는 복잡한 사고 영역 치료법을 간소화했다. 이 방법으로 근력 검사의 유무와 상관없이 사소한 개인적 어려움도 다룰 수 있게 되었다. 이후 근력 검사는 EFT에 꼭 필요한 것은 아니지만 사례에 따라 추가하기도 한다.

EFT는 전통 침술 요법보다 훨씬 넓은 범위에 활용할 수 있다. 개리는 1990년대 중반, 자기 치유를 위한 EFT 시스템이라는 이름으로 자신의 발견을 인터넷을 통해 무료로 배포했다.

2009년 EFT 치유 활동에서 은퇴한 개리는 현재의 EFT를 '새로 지은 고층 건물의 1층'에 비유했다. 그의 발견에 이어 새로운 기법이 계속 개발되고 있으며, 세계의 많은 애호가가 EFT의 새로운 활용법을 지속적으로 찾아내고 있다.

개리는 한 세미나에서, 에너지 분야가 아주 급속하게 발달해 조만간 이런 농담을 하게 될 거라고 말했다.

"예전에는 이 기법의 효과를 보려면 우리 몸에 직접 태핑을 해야만 했죠."

그는 사명감 때문에 EFT를 무료로 공개했다고 인정하며, EFT는 영적 깨달음을 위한 디딤돌이라고 말한다.

"성공적인 모든 EFT 치유는 영적 용서, 즉 영적 평화를 방해하는 많은 공포, 분노, 트라우마와 죄책감을 중화한다."

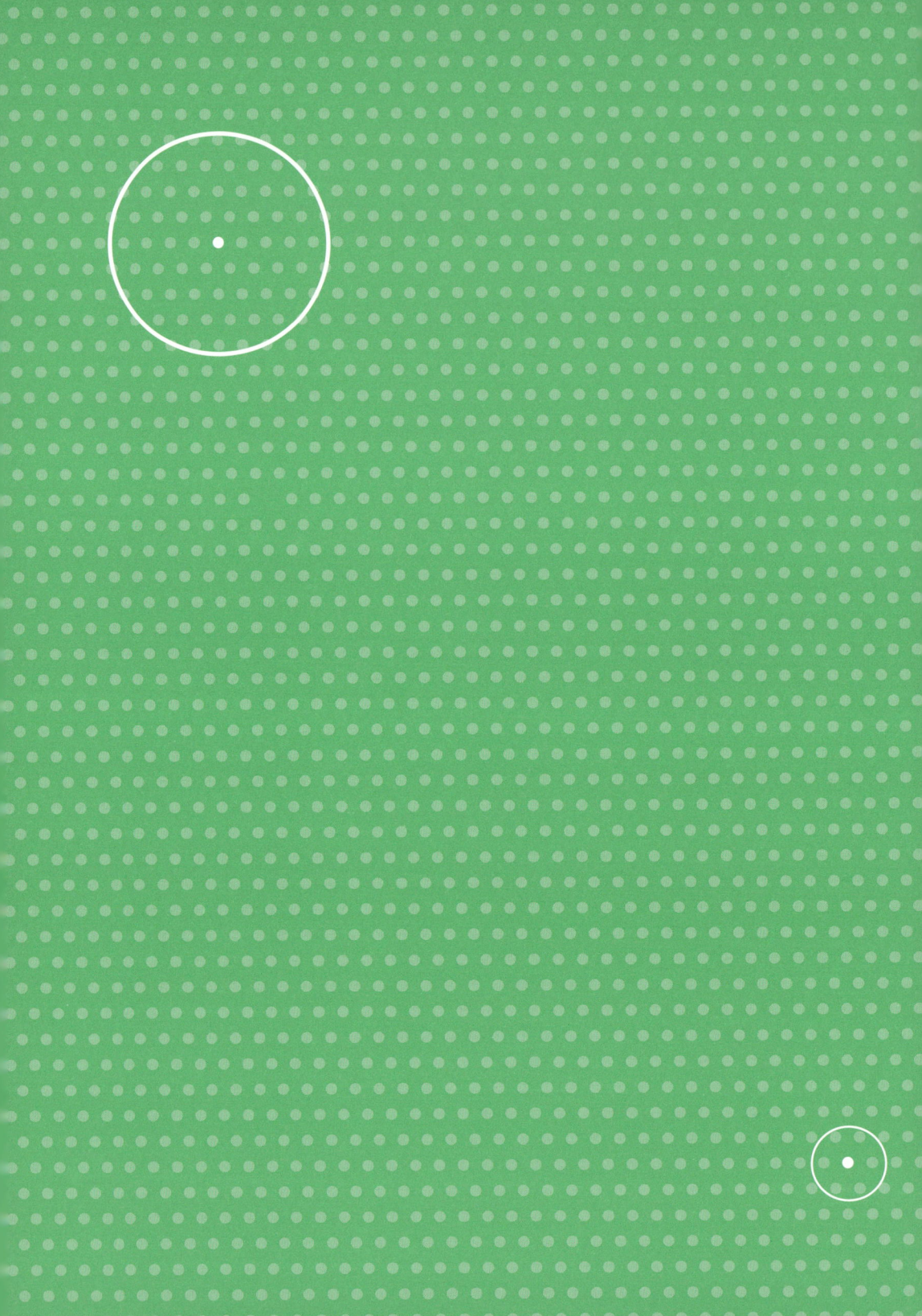

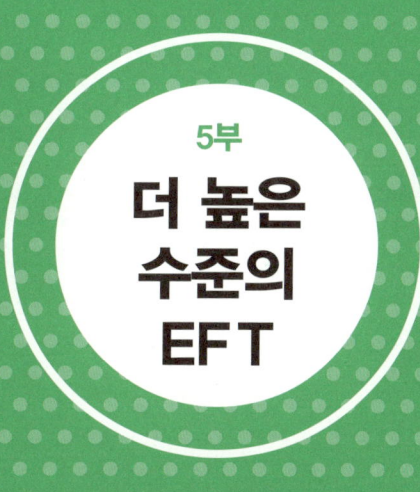

5부
더 높은 수준의 EFT

제14장
비유를 통해 문제를 해결하다

비유를 사용하면 EFT로 한층 깊은 내면을 다룰 수 있다. '비유'의 사전적 의미는 이렇다. '어떤 현상이나 사물을 직접 설명하지 아니하고 다른 비슷한 현상이나 사물에 빗대어서 설명하는 일.'

앞으로 소개할 이야기를 보면 감정, 생각, 기억, 느낌을 비유적 심상으로 표현한다. 이런 식으로 경험을 설명하는 것은 단순히 문자적 의미의 말로 표현하는 것보다 개인에게 더 큰 의미가 있다. EFT로 문제를 없애버리는 데 이런 심상이 빠른 효과를 발휘하기도 한다.

앞의 EFT와 신체 통증에 대한 장(제4장 참고)에서, 나는 특정 불편한 감정과 함께 신체적 느낌을 이야기하며 비유를 통해 태핑하는 방법에 대해 살짝 언급했다. 이를테면 "불안해질 때는 위장을 매듭으로 묶어놓은 것 같아요" 같은 표현이다.

- 질문: 상상해보세요. 그 매듭은 어떤 색인가요?
- 답변: 음…… 빨간색요.
- 질문: 그 빨간색 매듭의 세기를 매긴다면 0~10 중 어느 정도인가요?
- 답변: 9입니다.

+ **확언** 나는 위장에 9 정도의 빨간색 매듭이 있지만, 이런 나를 받아들이고 사랑한다.

+ **요약** 빨간색 매듭.

더 구체적으로 하고 싶다면 빨간색 매듭의 모양, 무게, 온도, 감촉에 대해 확언할 수도 있다. 예를 들면 이런 식이다. "위장에 차갑고 무거운 빨간색 매듭이 있지만, 나는 이런 나를 받아들이고 사랑한다."

불안은 이렇게 감각적 비유로 표현할 수 있다.

태핑을 통해 빨간색 매듭이 0으로 약해지면, 불안도 동시에 완화된다. 그 과정에서 색이나 다른 세부 사항이 변할 수 있고, 더 나아가 몸의 부위와 성격이 변할 수도 있다.

이어지는 4개의 장에서는 내담자가 경험한 상상 속으로 들어가 실용적 변화를 위해 비유와 시각화를 어떻게 활용했는지 살펴볼 것이다. 나는 EFT를 발견하기 오래전부터 변환 치료라는 유사한 방법으로 많은 성공을 거두었다. 하지만 이런 내면의 여행에 태핑을 더할 수 있게 된 것은 큰 보너스라고 생각한다.

상담 사례

▶ **앤절라**: 앞으로 나쁜 일이 생길까 봐 두려워요.

깊은 공포심 때문에 안절부절못하던 앤절라는 EFT 전화 과정phone session을 신청했다. 그녀는 과거에 태핑으로 좋은 결과를 경험한 적이 있어 이번에도 도움이 되길 바랐다.

앤절라는 나에게 두려움을 없애고 그걸 긍정적인 말로 대체할 수 있는지 물었다. 나는 EFT를 하고 나면 그런 전략 따위는 필요 없을 거라고 대답했다. 어떤 문제로 생긴 스트레스가 해소되면 그 자리에는 새로운 관점과 가능성이 생긴다. 앞에서 언급한 '인지의 전환'이 바로 그것이다. 의식적으로 긍정적인 말을 찾는 것보다 더 깊은 수준에서 정신의 자연적 회복이 일어나는 것이다. 진정한 내적 부활이라고 할 수 있다. 나는 이렇게 설명한다.

"지금 느끼는 공포를 거대한 바위라고 생각해보세요. 이 바위가 시냇물을 막고 있어 크레인을 불러서 없애버리면 바위가 있던 자리에 다른 물건을 놓을 필요가 없죠. 이 시냇물, 즉 생명 에너지는 자유로워지고 저절로 자연의 흐름을 되찾게 되겠죠. 그 크레인 역할을 하는 것이 바로 EFT입니다."

설명을 들은 앤절라는 다행이라고 했다. 그리고 자신을 두렵게 만드는 것이 무엇인지 간단히 얘기했다. 평생 자신을 두려움에 빠뜨린 공포를 나열하는 동안 고통지수가 10 이상으로 빠르게 상승했다.

- 앞으로 잘못된 일이 생길까 봐 두려워요(말하기만 했는데도 눈물이 맺혔다).
- 문제가 발생하면 어떻게 처리해야 하는지 모를까 봐 두려워요.
- 또다시 실패하는 게 무서워요.
- 기회를 평생 잃을까 봐 두려워요.
- 멍청한 짓을 할까 봐 무서워요.
- 언제나 혼자 모든 일을 감당해야 할까 봐 겁나요.

이 목록과 관련해 우리는 트라우마를 남긴 몇 가지 사건을 함께 다룬 적이 있는데, 이번에는 앤절라가 더 많은 것을 말해줬다. 그녀는 둘째 아이로 태어났다.

"어린 시절은 최악이었어요. 둘째라 그런지 사랑받지 못한다는 느낌이 들어 늘 울었죠. 저는 정말로 사랑받지 못했어요. 투명인간 취급을 받았죠. 도움이 필요할 때조차 아무도 눈치채지 못했어요. 오직 제 여동생만이 저를 사랑했죠. 하지만 그것만으로는 충분하지 못했어요. 완전 실패자 같은 기분이었어요."

우리는 먼저 자책감 부분에 대해 태핑했다.

+ **확언**   모든 게 내 탓이지만 나를 완전히 받아들이고 사랑한다. 그들이 나를 사랑하지 않는 것은 모두 내 탓이지만 그런 나를 받아들인다. 항상 그들의 사랑을 받는 데 실패했지만, 어린이가 해야 할 일은 아니지만, 어린이는 사랑받을 권리가 있으므로 나한테 문제가 있었던 게 아니라 그들에게 문제가 있었을 수 있지만, 어쨌든 그런 나를 마음속 깊이 완전하게 받아들이고 사랑한다.

+ **요약**   모두 다 내 잘못이다.

첫 번째이자 가장 시급한 공포를 치료하기 시작했을 때 앤절라는 이렇게 말했다.

"그 순간에 대해서는 말도 하기 싫어요. 너무 가까이 다가가면 감당하기 힘들어요."

잠시 후 그녀는 최근의 꿈에 대해 이야기했다. 다시는 오지 않을 커다란 기회를 놓쳤다는 것을 강조하는 기분 나쁜 꿈이었다.

나는 그녀의 고통을 덜어줄 다양한 접근 방법에 대해 상의한 후, 첫 번째로 꿈속에 나타난 장면에 EFT를 적용하기로 했다. 다른 방법은 눈물 없는 트라우마 기법을 사용해 공포의 원인과 공포 자체에 몰래 접근하는 것이었다. 이때쯤 그녀가 내 마음을 움직이는 말을 했다.

"나를 삼키려는 공포의 벽이 있는 것처럼 느껴져요."

공포의 벽

나는 부드럽게 치료를 시작할 수 있는 아주 좋은 이미지를 발견했다. '공포의 벽'이 바로 그것이었다.

앤절라의 마음을 모두 말로 설명하는 것 이상의 그림을 발견한 것이다. 이럴 때면 나는 치유받는 사람의 내면이 우리에게 문제 해결을 위한 가장 좋은 방법을 안내하는 것 같은 느낌이 든다.

그녀의 비유에 공감하며 그 공포의 벽이 어디 있는지, 무엇으로 만들어졌는지 물었다. 앤절라는 잠시 생각하더니 대답했다.

"내 왼쪽에 있고, 유리로 만들어졌어요."

"높이는 어느 정도예요? 그것을 통해서 뭐가 보이죠?"

앤절라는 3미터 높이의 사각형 유리벽이라고 했다. 유리벽 뒤로는 평화로운 시골의 녹색 언덕과 길이 보이는데, 아름다운 풍경이라고 덧붙였다.

"벽이 왜 당신을 막고 있죠?"

이 질문에 대해 그녀는 모른다고 답했고, 우리는 태핑을 시작했다.

- **확언** 유리벽이 나를 막고 있고 나는 그 이유를 모르지만, 이런 나를 마음속 깊이 완전하게 받아들이고 사랑한다.
- **요약** 유리벽이 나를 막고 있다.

곧이어 앤절라는 이렇게 말했다.

"벽이 나를 막는 게 아니라 나를 보호하고 있어요. 내가 거기에 설치했어요."

내가 물었다.

"아름다운 풍경이 왜 위협적이죠?"

그러자 그녀는 아름다운 풍경 속에서 자신을 덮쳐버릴 듯한 거대한 에너지가 느껴진다고 했다.

+	확언	이 거대한 에너지가 나를 덮칠까 봐 두렵지만, 나는 이런 나를 마음속 깊이 완전하게 사랑하고 받아들인다.
+	요약	거대한 에너지가 덮칠까 봐 두려움.

태핑 후 내가 물었다.
"우주 전체에서 아무나 불러 도움을 청할 수 있다면, 만약 다시 그 거대한 에너지와 마주할 때 누구를 부르겠어요?"

그녀는 한참 생각하더니 돌아가신 할머니의 이미지를 부르겠다고 했다. 어릴 때 자신을 사랑했던 유일한 사람은 할머니였기 때문이다. 할머니는 앤절라가 아홉 살 때 돌아가셨다.

앤절라는 눈을 감고 상상 속에서 할머니 손을 잡고 유리벽을 보았다.

"이제 벽이 설탕으로 변해 녹고 있어요. 당황스럽네요. 아름다운 풍경은 더 넓어졌어요. 우리는 가만히 있고, 그게 발밑까지 와 있어요."

+	확언	이 장면이 무섭지만, 나를 사랑하고 받아들인다.
+	요약	남아 있는 두려움.

태핑을 마치자 앤절라가 말했다.

"이젠 별로 무섭지 않아요. 그냥 이대로 서서 새로운 에너지를 느끼고 싶어요. 이게 무엇인지 알겠어요! 새로운 좋은 기회인 것 같아요. 자연스럽게 일어날 수 있는 일처럼 느껴져요. 변화는 제가 원하는 속도에 맞춰 일어날 거예요. 이런 느낌은 처음이에요. 몸과 마음이 더 차분해졌어요. 아름다운 풍경에서 저를 아는 누군가가 저를 보살피고, 따뜻함이 느껴져요."

앤젤라의 목소리는 평화로웠다.

나는 그녀에게 말했다.

"다시 눈을 뜨고 방으로 돌아오세요. 원래의 두려움으로 다시 돌아가서 테스트를 해봅시다. '나쁜 일이 생길까 봐 두려워요'라고 말해보세요."

앤젤라는 원래의 문장을 반복해서 말했다. 그리고 약간 혼란스러운 듯 이렇게 덧붙였다.

"이젠 아무 문제도 없는 것 같아요."

Emotional

Freedom

Technique

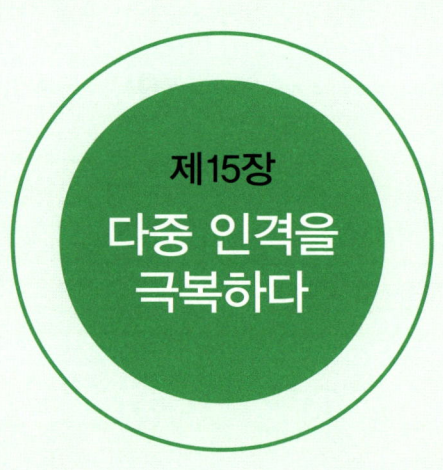

제15장
다중 인격을 극복하다

"당신이 있지 말아야 할 곳에는 가지 마라."

www.eftuniverse.com에서 소개하는 EFT에 대한 설명에는 위와 같은 경고문이 있다. 예를 들어 정신 질환이 있는 사람을 치료할 자격이 없다면 그 영역에 도전해서는 안 된다는 의미이다. 심각한 질병과 중독은 아직 EFT가 가서는 안 되는 영역이다.

하지만 경험자로서 다른 사람에게 EFT를 적용하다 보면, 자신도 모르게 정신 건강의 영역에 도달하기도 하고, 그 사실을 미처 인식하지 못할 수도 있다. 이럴 경우에는 내담자에게서 보이는 모순되는 발언 같은 비정상적 징후에 주의를 기울면서 태핑을 진행해야 한다.

EFT 과정을 시작한 한 여성이 나에게 이런 말을 한 적이 있다.

"나는 제법 유명해요. 연예인과 다른 유명인이 나에게 문자를 하죠. TV, 라디오 그리고 휴대폰으로요."

이처럼 자신이 마치 오프라 윈프리인 것처럼 말하는 사람에겐 EFT 과정을 자연스럽게 중단하고, 그를 정신과 전문의한테 보내야 한다.

정신 질환을 앓고 있으면서도 책임감이 필요한 직업을 오래도록 유지하는 사람이 있다. 또 직장을 다니면서 우울증 또는 조울증을 경험할 수도 있다. 이런 경우처럼 민감한 상태에 있는 사람과 태핑 과정을 경험한 적이 있는가? 없다면 그 영역은 손대지 않는 것이 바람직다.

만약 다중 인격자를 다루어야 한다면, 혹은 자신의 다중 인격을 다루고자 한다면 이 경고문은 가볍게 넘길 말이 아니다. EFT 마스터 칼 도슨Karl Dawson은 이렇게 말했다.

"다중 인격 문제는 전문적인 훈련을 받은 전문가만 처리해야 한다. 나는 항상 이런 경고를 잊지 않는다."

민감하거나 트라우마가 깊은 사람의 문제를 많이 다뤄본 나는 2006년에 다중 인격 장애(지금은 해리성 정체 장애DID, Dissociative Identity Disorder라고 부른다) 사례를 다룰 자신이 있었다. 내 자신감은 병원에서 선임 간호사로 일하던 캐럴의 치료 사례에서 비롯된 것이었다.

해리성 정체 장애 환자가 보여주는 다양한 성격을 '자아 상태 혹은 분신들alter egos'이라고 부른다. 분신들은 몇 시간 또는 그 이상 본연의 성격을 모른 채 그 사람을 지배하기도 한다.

분신들은 단순히 상상에서 비롯된 성격이 아니어서 개인의 행동을 백팔십도 바꾸기도 하고, 혹은 분신인 상태에서 신체적 문제가 나타나기도 한다. 예를 들어 평상시 색맹이 아닌 사람이 다른 분신으로 바뀌면 색맹 실험에 양성 반응을 보이기도 한다. 놀랍게도 두 눈이 정상인 사람조차 분신이 바뀌면 색맹 판정을 받거나, 다른 분신일 때 또는 원래의 성격으로 돌아왔을 때는 나타나지 않는 당뇨, 알레르기 등의 증상을 보이기도 한다.

> **EFT 포인트** 질병은 어디에서 비롯되는가?
>
> 질병은 몸에 뿌리를 두고 있을까? 아니면 신체를 조절하는 정신적 '청사진'에 포함되어 있을까? 만약 우리 신체를 통제하는 정신의 청사진이 있다면 어디에 있을까? 청사진은 바뀔 수 있을까? 처음부터 정해져 있을까? 신생물학과 후생유전학의 새로운 연구에 의하면 가능할지도 모른다(제18장 참고).

캐럴에게 나타난 분신들을 치료한 내 경험을 소개한 다음 글은 2006년에 발행되었다. 요즘 같으면 더 진보한 EFT 전략을 접목하거나 다른 치료를 도입할 시기를 노렸을지 모른다. 하지만 이런 문제에서 유일한 치료법은 없다. 내가 캐럴에게 처방한 방법은 효과가 있었고, 더 많은 것을 알게 된 좋은 연구였다. 분신들이 스스로 자기가 원하는 선택을 했다는 게 중요하다. 내가 조언할 수는 있었지만 어떤 선택을 할지는 결국 각 분신의 몫이었다.

심각한 수준의 질병에 대해서는 고객이 스스로 EFT를 꾸준히 시행해야 한다. 캐럴은 피로감 등 불편한 느낌이 들 때마다 계속 태핑을 했다. 이런 태도는 치료 과정에 큰 도움이 되었다.

치료가 끝난 후에는 그녀를 만나지 못했지만, 태핑을 통해 매일매일 더 행복한 삶을 살고 있으리라 믿는다.

> **EFT 포인트** EFT 창립자 개리 크레이그의 뉴스레터(2006) 중에서
>
> 안녕하세요. 호주에 거주하는 애니 오그레이디Annie O'Grady가 작성한 이 글은 어려운 정신 장애, 곧 다중 인격을 다루는 전문가를 위한 것입니다. 심각한 학대 후 나타나는 다중 인격과 친밀한 관계를 쌓아가는 방법이 매우 흥미롭습니다. 애니의 능력과 창의성이 부러울 정도입니다.

상담 사례

▶ **캐럴**: 나는 누구인가?

내 EFT 그룹 과정에 참여한 30대 간호사는 지속적인 카이로프랙틱 치료를 받았지만 효과가 없던 척추 통증을 태핑으로 완화했다. 이 일을 계기로 그녀는 격주로 나에게 90분짜리 EFT 과정을 받기 시작했다. 또 그녀는 심리치료사에게 해리성 정체 장애 치료를 받고 있었다. 이 문제와 관련해 캐럴은 유아기부터 열네살 때까지 지속된 근친의 성적 학대로 불안정한 자아 상태, 곧 분신들이 형성되어 있었다. 캐럴은 나에게 자신의 이야기를 글로 소개해도 좋다고 허락했다(물론 가명으로).

먼저 심리치료사의 치료와 EFT를 병행해도 괜찮을지 캐럴에게 물어보았다.

"치료사의 목적은 분신들을 통합하는 것이지만, 고통이 너무 심해

서 통합을 못 하고 있어요. 그러니 어떤 방법으로든 고통을 내려놓을 수만 있다면 좋은 일이죠."

캐럴은 자신의 인생과 높은 책임감이 필요한 직장에서의 극심한 긴장과 피로를 혼자 감당하며 살고 있었다. 연애를 제대로 해본 적이 거의 없다고 고백했다. 그녀는 직장에서의 분노 분출을 치료받고 싶어 했고, 나와의 관계가 친근해지면 자신의 분신들이 고통을 줄일 수 있도록 나에게 협조해줄 거라고 기대했다.

초기에 우리는 지속되는 불안감, 성인이 되어 겪은 성적 트라우마, 애완견과의 좋지 않은 사건 그리고 무언가 항상 잘못될 것 같은 느낌을 없애기 위해 EFT를 시작했다. 우리는 캐럴이 호소했던 '미칠 것처럼 시끄러운 내면의 목소리'를 태평으로 없애버렸다. 만약 '미칠 것처럼 시끄러운 내면의 목소리'가 그녀의 분신이라면 그걸 면밀하게 살펴보기도 전이었다. 내가 보기에 그녀는 아직 분신에 대해 다룰 준비가 되지 않은 것 같았다.

그녀는 직장 생활에서 더 차분해지고 분노도 줄어들었다.

"이제 좀 덜 혼란스러워요. 덕분에 했던 일을 다시 하는 일이 줄어들었죠. 시간도 많아졌어요. 그리고 한 가지 큰 변화는 일기예요. 이제는 글씨체도 지저분하지 않고 아주 깔끔해요!"

그리고 약간 망설이더니 "행복이 오고 있어요. 제게는 환상적인 일이에요!"라고 덧붙였다.

나는 20년 넘게 전생 요법과 호흡 요법을 적용해온 전문가로서 고객이 믿고 있는 가공 현실에 공감하고, 발전적 효과를 기대하며 이런 기법을 활용하는 데 익숙했다. 여기에는 인격의 다양한 측면을 개별적으로 다루는 방법도 포함되어 있었다.

나는 캐럴을 지배하고 있는 분신들의 대부분이 어린 시절의 사건 때문에 과거에 갇혀있는 그녀가 현재에 적응하지 못해서 생긴 결과라고 생각했다. 그리고 그게 사실인 것처럼 보였다. 캐럴 안에 몇 개의 분신이 생겨났는지 정확히 알 수는 없었지만 캐럴은 8개 정도라고 추측했다.

우리의 세 번째 EFT 과정에서 이런 일을 경험했다.

캐럴은 1992년 갑자기 시작된 학대의 기억을 덩어리째 어딘가에 모두 묻어버렸다. 우리가 세 번째로 만났을 때 캐럴은 딱딱한 통증 주변으로 진정한 고요함이 느껴진다고 했다.

"조금 불안해요. '누군가에게 들켜서는 곤란한 일이 생길 거야' 하는 느낌이에요. 어떤 일이 벌어질지 기다려져요."

그리고 마음속에서 "드디어 우리가 어떤 도움을 받는 거야?" 하는 소리가 들린다고도 했다.

두 번의 과정을 더 거친 후, 캐럴은 몇 년간 자신을 괴롭혀온 수면 중 이갈이 문제를 내놓았다. 잘 때 입안에 도구를 착용하지만 그 압박이 너무나 불편했다. 하지만 자다가 앞니가 부러진 적이 있어 실리콘 도구를 계속 착용했다.

이갈이 문제의 주인공은 '론다'라는 분신이었다. 론다의 역할은 위협으로부터 몸을 준비시키는 것이었다. 다른 분신인 '노네임NoName'은 더러운 것, 즉 학대 기억을 보관하는 역할을 한다고 캐럴은 덧붙였다.

나는 론다에게 더 편해지고 싶은지 물어보라고 캐럴한테 말했다. 캐럴은 눈을 감고 마음속으로 론다와 소통하더니 편해지고 싶다고 전해주었다. 그래서 나는 론다를 초대해 캐럴과 함께 태핑을 실시했다. "수면 중 이갈이를 해야 하지만, 나는 내 모든 부분을 받아들이고 사랑한다."

한 라운드의 태핑 후 10 이상이었던 캐럴의 고통지수가 9로 떨어졌다. 그녀는 묵직하던 턱이 가볍게 느껴진다고 말했다. 이를 악무는 것은 '앞으로 다가올지 모르는 위협에 대한 두려움'이었다. 우리는 이 두려움과 턱에 존재하는 위협의 가해자에 대해 태핑하며 고통지수를 0까지 낮췄다.

다음은 캐럴의 입을 다치게 한 론다의 죄책감이었다. 론다, 캐럴 그리고 나, 이렇게 세 명은 죄책감에 대한 태핑을 진행해 10에서 0으로 고통지수를 낮췄다. 우리는 확언에 "론다는 매우 충실히 자신의 역할을 잘 해냈고, 그 덕분에 론다의 역할은 이제 끝났다"는 말을 넣었다.

우리의 목적은 분신을 제거하는 게 아니라 통합하는 것이었다. 나는 이렇게 설명함으로써 론다에게 새로운 역할을 부여할 수 있으리라 생각했다.

내가 앞으로는 위협을 감지했을 때 이갈이보다 종을 울리면 더 재미있지 않겠느냐고 제안했더니, 론다는 열정적으로 반응했다. 잠시 후 론다가 지금 종을 울리려 한다고 캐럴이 전해주었다. 캐럴과 론다는 앞으로 한 시간 동안 종 울리는 연습을 하고, 그 뒤로는 필요할 때만 종을 사용하기로 약속했다.

캐럴은 더욱더 평온해졌다. 나는 론다에게 노네임을 찾아서 자신(론다)이 더 행복해졌다고 말해줄 수 있는지 물어봤다. 캐럴은 이렇게 전해주었다.

"론다는 어두운 터널 안에서 그 사람을 찾아야 해요. 아, 론다가 그녀를 찾아서 말했어요."

그런 다음 나는 노네임에게 더 행복해지고 싶은지 물었다. 노네임은 그렇다고 대답했고, 우리와 함께 태핑하기로 했다. 캐럴이 말했다. "노네임의 심정은 비통해요. 이제 시작하면 될 것 같아요."

우리는 노네임이 느끼는 10 이상의 고통지수에서 0으로 가기 위해 아홉 라운드를 태핑했다. 그 과정에서 심장에 신체적 통증이 있다는 것도 발견했다.

"내 마음은 비통하고 심장 통증이 있지만, 나는 그런 나를 사랑하고 받아들인다."

태핑 후 통증은 없어졌고 비통함도 가벼워졌다.

노네임은 자신의 이름이 사실은 '제시카'라며 마음이 더욱 편해졌다고 말했다. 나는 제시카에게 더욱 편안해지고 싶은 생각은 없는지 물었다. "마음이 편해지는 것이 이렇게 쉽다면 그러고 싶어요."라고 제시카가 말했다. 내가 "어떻게 하면 당신이 더 편해질 것 같아요?"라고 묻자, 제시카는 "내가 알고 있는 이 모든 역겨운 사실을 지워버리고 싶어요"라고 대답했다.

나는 그녀에게 역겨운 사실은 언제나 거기에 존재하겠지만, 그 사실이 주는 통증은 덜어낼 수 있다고 말했다. 여기에 제시카가 동의했고, 우리 셋은 함께 일곱 번의 라운드를 태핑하며 고통지수를 0까지 내려보냈다.

통증 해소와 함께 우리는 제시카의 '옛 기억 보관소' 역할을 종료했다. 그리고 캐럴이 현재의 기억에 도움이 필요하다고 해서 제시카에게 '새로운 기억 도우미' 역할을 주었다. 론다가 종을 울리며 말했다. "우리 모두 새로운 역할이 생겼어. 좋아!"

그 후 '우울한 늙은이'라는 또 다른 분신이 나타났다. 우울한 늙은이는 캐럴이 어릴 적 즐거움과 자유에 대한 소중한 기억을 잃은 것이 우울하다고 했다. 우리는 태핑을 통해 우울한 늙은이의 고통지수를 10 이상에서 0으로 낮췄다.

"내 소중한 어릴 적 즐거움을 모두 강탈당했지만, 이런 나를 마음속 깊이 사랑하고 받아들인다."

우울한 늙은이에게서 우울함이 사라지자 현재에 즐거움을 느끼는 데 도움을 주는 역할을 맡겼다. 캐럴은 내면의 모습을 상상하며 3개의 분신이 모두 어두운 터널 밖으로 나와 행복하게 웃고 있다고 내게 보고했다. 턱의 묵직함이 아직 남아 있어 시험을 해본 후 우리는 고통지수 4 정도의 잔여 긴장까지 제거했다.

익숙한 옛 감정을 내려놓으면서 생긴 슬픔이 있는지 확인했지만 발견하지 못했다. 하지만 캐럴에겐 새로운 시급한 문제가 있었고, 우리는 그것마저 0으로 만들었다.

"이런 행복을 느껴본 적이 없어 새로운 상태에서 어떻게 해야 안전하게 지낼 수 있는지 아직 모르지만, 나는 이런 나를 사랑하고 받아들인다."

과정이 끝날 즈음 캐럴과 나는 EFT가 만들어낸 놀라운 결과에 대해 이야기를 나눴다. 나는 캐럴이 밤에 종소리 때문에 깨지 않길 바랄 뿐이었다! 나중에 그녀는 종소리의 방해를 전혀 받지 않았다. 이갈이도 많이 줄었지만 치유 작업이 조금 더 필요하다고 했다.

마지막 과정에서 또 다른 분신이 나타났다. 이 분신과의 작업에서 우리는 영화관 기법을 활용해 그녀가 기억해낸 특정 학대 사건을 다룰 수 있었다.

우리의 다음 과제는 최근 자신이 사는 아파트의 보안 경비 시스템을 가동시킨 그녀의 몽유병이었다.

이 같은 폭넓은 성공 사례는 우리 모두에게 도움이 될 수 있는 의식 연구의 새로운 지평을 열었다. 나와 EFT를 진행하고 몇 주 후, 캐럴은 심리치료사가 자기 분신들을 통합하도록 도와주었다고 알려왔다.

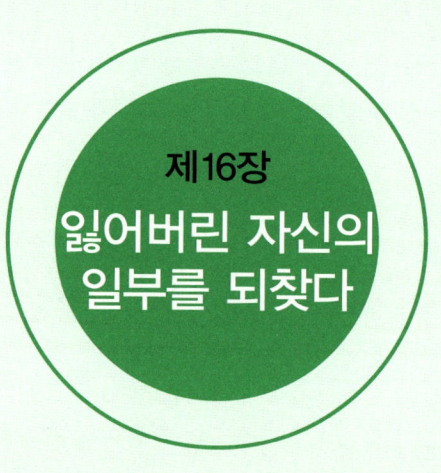

제16장
잃어버린 자신의
일부를 되찾다

"나는 길을 잃은 것 같아." "나 자신의 일부를 상실했어."

나는 많은 사람으로부터 이런 말을 듣는다. 고통스러운 경험으로 인해 우리의 의식 일부가 떠나버렸다면, 남아 있는 자아와 다시 결합할 수는 없을까?

원시 부족사회에서 치유를 담당한 샤먼(무당)은 수천 년 동안 인간이 영혼의 일부를 잃을 수 있다고 믿었다. 그들은 오랫동안 아픈 사람은 영혼의 일부를 잃은 상태라 믿으며 치료해왔고, 지금도 지구 곳곳에서 그런 믿음을 갖고 치료에 임한다.

보통 부족 내에서 '영혼 소환'을 담당하는 샤먼은 트랜스trance 상태로 들어가는 것이 의무이다. 즉 보통 사람은 잘 모르는 위험한 내면의 우주로 여행을 떠나는 것이다. 잃어버린 부분을 찾아 환자에게 되돌려주기도 하고, 건강이나 힘 또는 행복을 되돌려주기도 하는 원시 부족사회에서 널리 사용한 방법 중 하나이다. 이 과정에서 북, 방울, 불, 음악, 춤, 독송, 의식 복장, 자연 약물, 동물 희생 등 자기 부족만의 특별한 의식을 수반하기도 한다.

이런 식으로 접근하는 치유 방법에 대해 서양 의사들은 곱지 않은 시선을 보내지만, 훌륭한 EFT 선구자들은 일찍이 샤먼으로부터 많은 것을 배울 수 있다는 사실을 깨달았다.

영혼 소환을 할 때 전문가는 고객이 사용하는 단어에 특별히 귀를 기울여야 한다. 트라우마로 인해 고통스러워 찾아온 사람이라면 다음과 같이 표현할 것이다.
- 그 수술·사고·트라우마 후 나는 내가 아닌 것 같아.
- 무언가를 잃어버린 것 같아.
- 길을 잃은 것처럼 느껴져.
- 나는 완전히 제정신이 아니었어.
- 어머니의 죽음이 나를 망가뜨렸어.
- 그 후 정신이 혼란스러워졌어.

내가 만난 한 마약 중독자는 "내가 텅 빈 것처럼 느껴져요. 내 안에 큰 구멍이 있고, 마약으로만 그걸 채울 수 있어요"라고 말했다. 또 성폭행 피해자들은 "그 사람이 내 영혼을 빼앗아갔어요"라고 말하곤 한다. 그 주변 사람들은 "생명 에너지 일부가 없는 것 같다"는 식으로 그들을 표현한다. 심리학자들은 극심한 고통 또는 트라우마가 생기면 의식의 '분열'이 일어난다고 인정한다. 가장 극단적 경우 다중 인격을 만들기도 한다.

초개인 심리학transpersonal psychology* 또는 형이상학 분야에서 일하는 몇몇 전문가는 고객이 즉각적으로 발휘하는 상상력에서 이러한 에너지

---

* 개인 또는 자아를 초월한 심리학. 전통 심리학의 행동주의나 정신분석학에 대하여 이를 초월한 새로운 심리학을 지향한다. 명상·선·요가 등을 통한 영적 체험, 최면, 우주 체험 등에 관심을 갖는 일종의 신과학 운동.

소멸을 치료할 수 있는 대체 요법을 찾았다. 이 중 하나가 기억을 통해 영혼에 접근하는 방법이다. 원시 부족사회의 샤먼이 사용해온 영혼 소환을 서구적 방법으로 변형한 것으로, 나는 수년간 고객들과 이 방법을 활용해왔다.

일반인보다 자신의 몸과 에너지 체계에서 일어나는 일을 예민하게 인지하는 사람이 있다. 하지만 인지를 잘한다 해도 자신의 경험을 '영혼'이라는 단어와 연관시키지는 않는다. 여기서 영혼은 생명 에너지라고 할 수도 있다.

샤먼적 영혼 소환에 비해 대부분의 현대 트라우마 전문가들은 자신보다 고객에게 권한을 주려 한다. 고객에게 지배적 힘을 발휘하기보다 안내자 역할에 가깝다고 할 수 있다. 그들은 강요보다는 협상을 통해 치료를 진행한다. '지금 여기에 있는' 베타 뇌파 상태보다 지속적인 변화를 만드는 데 효과적인 깊은 뇌파 상태에서 고객이 자신에게 필요한 새로운 선택을 할 수 있도록 한다.

처음에는 먼저 원시 부족 같은 전통 의식 없이 자연스러운 상태에서 고객이 의식에 변화를 가져올 수 있도록 이끈다. 이 단계에서 최면의 유무는 상관이 없다. 단순한 명상 방법도 시각화를 도울 수 있다. 영혼 소환 개념에 대해 들어본 적이 없는 사람이라도 그냥 눈을 감고 안내를 받으면 이완된 상태에 쉽게 접근할 수 있다. 이와 같은 과정에 EFT를 더하면 효과는 더욱 상승한다. 다음에 소개한 첫 번째 사례는 태핑 과정에서 일어난 일이고, 두 번째 사례는 영혼 소환과 태핑을 모두 진행한 경우이다.

상담 사례

▶ **헤더**: 몸의 균형이 맞지 않아요.

헤더는 자동차 사고 이후 수많은 후유증과 싸우고 있었다. 사고 때문에 몸의 중심이 사라지고 균형을 잃은 것 같다고 했다. 그녀는 균형을 찾기 위해 전문 교정 치료를 받았고, 약간의 효과도 보았다. 헤더와 나는 사고로 인한 트라우마를 내보내는 EFT 과정을 진행했다.

"균형을 잃은 것처럼 느끼지만, 이런 나를 받아들이고 사랑한다"는 확언으로 태핑하자 그녀의 표정이 밝아졌다. 헤더는 "이제 몸이 제자리로 돌아온 것 같아요!"라고 말했다. 신체 에너지에 집중한 것인지, 아니면 몸의 어떤 부분이 스스로 교정을 한 것인지는 알 수 없었다.

상담실을 나서기 직전 헤더가 말했다.

"사고 후 제 자신의 파편이 주변에 흩어져 있었어요. 하지만 이번 태핑 후 그 파편들이 제 쪽으로 가까이 다가온 것 같아요."

샤먼식으로 말하자면, 그녀는 사고가 에너지 균형을 말 그대로 흩트려 자신의 일부를 잃어버린 상태였다. 에너지 균형이 파편처럼 느껴지는 것도, 태핑으로 그걸 해결할 수 있다는 것도 지금까지 헤더가 몰랐던 사실이었다.

나는 헤더를 붙잡고 "내 주변 전체에 많은 파편이 있지만, 나는 그런 나를 받아들이고 사랑한다"하면서 태핑을 한 라운드 더 진행했다. 파편이 중심에 더 가까워졌다고 헤더가 손짓으로 표현했다. 우리가 과정을 반복할수록 에너지의 파편이 중심으로 다가왔고, 그녀는 활짝 웃었다. 마지막 라운드를 태핑한 뒤 헤더가 기뻐하며 말했다.

"주변에 흩어진 파편이 이제 하나도 없어요. 정말 기가 막히네요!"
헤더는 다시 하나의 완성체가 된 느낌이 든다고 했다.

상담 사례

▶ **브렌든**: 나 자신의 많은 부분을 상실했어요.

브렌든은 영혼 소환이라는 개념을 접한 뒤 그걸 경험해보기 위해 나를 찾아왔다.

"몇 번의 고통스러운 사건을 통해 저는 저 자신의 많은 부분을 잃었어요. 저 자신을 닫아버렸죠. 상처받는 것이 지겨워요."

브렌든은 가까운 인간관계를 유지하지 못하는 것, 담배와 술 중독 그리고 건강에 대한 깊은 불안을 호소했다.

"술을 마시지 않고도 기분 좋게 지내고 싶어요."

치료에 앞서 나눈 대화에서 그가 자연을 사랑하고, 그래서 야외 활동을 하는 직업을 선택했다는 걸 알 수 있었다. 그는 배우자의 제안으로 잘 알려지지 않은 EFT에 마음을 열게 되었다고 했다. 그때까지 태핑 기법에 대해 들어본 적도 없었다.

영혼 소환 과정을 시작하기 전, 혹시 필요할지도 모른다는 생각에 기본적인 EFT 태핑을 먼저 가르쳤다.

처음에 우리는 이사에 대한 불안에 집중했다. 이 주제에 대한 두려움은 고통지수 7에서 시작되었다. 1~2분 정도 태핑을 하자 고통지수가 4로 떨어졌다. EFT를 처음 접하는 사람들에게 일어나는 현상이 그의 마음에도 나타났다. 이를테면 '잠깐만. 이렇게 쉬울 리가 없어!' 하는 저항이다. 그래서 우리는 그것에 대해서도 태핑했다.

+ **확언** 이렇게 쉬울 리가 없어. 하지만 정말 너무나 효과적이야. 나 자신을 태핑하는 말도 안 되는 방법이 어떻게 변화를 일으킨다는 거지? 그래도 정말 이렇게 쉽다면? 이런 의구심에도 불구하고 나는 이런 나를 마음속 깊이 사랑하고 받아들인다.

+ **요약** 이렇게 쉬울 리가 없어.

급격한 변화에 대한 공포를 먼저 누그러뜨린 후, 우리는 다시 이사를 하고 새로운 시작을 해야 하는 불안을 완화했다. 그의 머릿속은 이제 최상의 결정을 할 수 있을 정도로 맑아졌다.

짧은 EFT 경험 후, 우리는 트라우마 영역으로 들어섰다.

나는 우리가 진행할 치료는 안전하고 온화하고 검증된 것이라며 그를 안심시켰다. 그런 다음 고통스러운 기억 중에서 가장 편해지고 싶은 것을 고르라고 했더니 5년 전 돌아가신 친척의 기억이 아직 머릿속을 떠나지 않는다고 했다. 다른 가족들과 함께 병원 침대에 누워 있는 시체를 바라보는 자기 모습이 마음속에 각인된 그림 중 하나였다.

얼어붙은 그 순간

이 그림이 우리가 활용할 소재였다. 영혼 소환을 적용하면서, 나는 마치 영화의 한 부분처럼 그 장면을 정지시키라고 했다. 그리고 장면이 정지해도 과거에서 온 자기와 소통하는 데 어려움이 없을 것이라고 말해주었다.

여기서는 '얼리다freeze'는 표현이 가장 적합한 단어였다. 많은 스트레스를 받으면 '투쟁-도피-얼음'이라는 신체 반응이 활성화한다. 다른 포식동물로부터 사냥을 당하는 야생동물처럼 자동으로 투쟁, 도피 또는 일시적 마비 현상이 일어나는 것이다.

현대에 이르러서는 많은 의식 연구를 통해 이런 단순한 설명보다 많은 것을 찾아냈다. 우리 마음속에 정지된 특정 사건의 영상과 그에 따르는 감정은 수년간 자신을 괴롭혀온 고통과 어려움을 제거할 수 있는 훌륭한 자원이 된다는 사실이 그것이다.

도움을 원하는가

나는 브렌든에게 말했다.

"이제 눈을 감고 상상해보세요. 사랑하는 사람이 침대에 누워 있는 정지한 영상 속으로 걸어 들어간다고 상상해보세요. 침대 옆에 서 있는 기억 속 브렌든에게 지금의 브렌든을 소개하세요."

기억 속 인물은 트라우마 때문에 브렌든의 에너지에서 미세하게 분리된 그의 잃어버린 한 부분이었다. 그 인물은 계속 이 기억 속에 머물고 있었다. 나는 브렌든에게 말했다.

"도움을 원하는지 마음속으로 그 사람에게 물어보세요. 강요하지 말고 대답을 기다리세요."

자연을 좋아하는 거친 남자 브렌든은 평소 같으면 듣지도 않았을, 말도 안 되는 내 지시를 조용히 따랐다. 그리고 자신의 잃은 부분이 도움을 원한다고 답하는 것을 느꼈다.

나는 태핑을 더 하면 진행이 빨라지겠다는 느낌이 들어 과정을 조금 변형시켰다. 그가 내면의 여정을 계속하는 동안, 브렌든의 손가락 경락점을 계속 태핑해주었다.

나는 이 과정에서 EFT를 응용한 '매트릭스 재각인Matrix Reimprinting'이라는 시스템을 자연스럽게 추가했다. 매트릭스 재각인에 대해서는 이

번 장 끝 부분에서 자세히 다룰 예정이다.

충격에 마비되다

브렌든은 자신이 잃어버린 한 부분, 병실 침대 옆에 서 있는 브렌든이 충격으로 마비되었다는 사실을 알았다. 나는 충격에 빠져 있는 기억 속의 브렌든에게 EFT를 해주라고 그에게 제안했다.

- **+**　**확언**　충격 속에 빠져 있지만, 너는 그런 너 자신을 마음속 깊이 받아들이고 사랑한다.
- **+**　**요약**　충격, 충격…….

그는 나의 안내를 따랐다. 그리고 잃어버린 부분이 진정하기 시작한 것 같다고 말했다. 세 라운드의 대리 태핑 이후 가상 인물이 느낀 충격의 고통지수는 0으로 내려가 평온해졌다. 트라우마가 이제 중화되었으므로 우리는 매트릭스 재각인 시스템을 통해 브렌든의 의식에 존재하는 트라우마 장면을 긍정적 에너지로 다시 새겨 넣었다.

브렌든은 죽은 사람이 웃고 있는 모습을 기억하면 좋겠다고 했다. 그는 그러한 기억을 찾아내 밝은 내면의 이미지에 집중했다. 그 사람이 사랑하는 가족들에 둘러싸여 밝게 웃는 장면을 상상했다. 그리고 아름다운 그 장면이 그 사람의 뇌와 전신을 투과한 다음, 자신을 초월하는 곳으로 퍼져나가는 상상을 했다. 그제야 브렌든도 웃음을 찾았다.

　매트릭스 재각인은 새롭게 그린 그림을 매트릭스 또는 우주에 방송하거나, 치유된 에너지를 다시 몸으로 돌려보내면서 끝난다.

　나는 그동안 잃어버린 에너지를 몸으로 되돌려보내는 상상을 통해 영혼 소환을 진행해왔다. 그리고 이런 작업은 많은 경우 긍정적 효과를 보였다. 수많은 사람이 수년 또는 수십 년 동안 숨겨온 크고 작은 트라우마로부터 신속히 벗어났다. 몇 가지 예를 들면 어린 시절에 버림받거나, 부모에게 신체적 학대를 당하고, 친구의 배신이나 강간, 10대 우울증, 이별의 상처, 어머니의 자살 기도, 극심한 조롱, 배척, 사별, 심각한 질병, 임신중절 또는 유산으로 인한 모성의 고통 등 다양한 트라우마가 사라졌다.

　브렌든은 잃어버린 에너지를 다시 찾고 싶어 했으므로 영혼 소환이야말로 가장 적합한 방법이었다.
　"잃어버린 부분에 물어보세요."
　"네가 진짜 있어야 할 곳인 내게로 다시 오고 싶니?"
　그가 "그렇다"고 대답했다. 나는 브렌든에게 편안하게 규칙적으로 호흡하라고 했다.

"당신의 호흡이 잃어버린 부분이 있는 곳으로 안내하는 길을 만듭니다. 부드럽게 호흡하면서 마음속으로 그를 부르세요. 재촉하거나 강요하지 마세요. 주저하는 것이 느껴지면 말해주세요."

나는 계속 그의 손을 태핑하고 있었는데, 브렌든의 긴장이 풀리면서 온몸이 축 처지는 게 보였다. 그렇게 잃어버린 부분이 제자리로 돌아왔다. 나중에 브렌든은 강력한 에너지가 몸으로 들어와서 자신을 진정시키고 활기를 불어넣은 것 같다고 했다. 더 중요한 것은 모든 과정을 그가 스스로 해냈다는 것이다. 나는 단지 그를 지지하고 안내했을 뿐이다.

잃어버린 두 번째 부분

브렌든에게 원래의 고통스러운 병원 장면을 다시 떠올려보라고 말했다. 그러자 그림이 변해 있었다. 그는 더 이상 침대 옆에 서 있지 않고 공포에 질린 어린아이처럼 두려운 마음으로 방구석에 몸을 웅크리고 있었다. 우리가 소환해야 하는 두 번째 잃어버린 부분이 바로 여기에 있었다. 이 부분은 잃어버린 첫 번째 부분과 비슷한 느낌으로 오래전에 떨어져 나간 것이다.

우리는 첫 번째와 같은 방식으로 영혼 소환에 성공했다. 이번에는 에너지가 더 미세하고, 온몸에 침투해 있었다. 에너지는 종종 신체의 한 부분에서만 나타나기도 한다.

"상쾌하고 다시 태어난 것처럼 살아 있는 것 같아요."

브렌든은 여전히 눈을 감은 채 부드러운 목소리로 이렇게 덧붙였다.

"축제가 열리고 있어요!"

풀리기 시작하는 중독

브렌든은 얼마 후 사별의 고통으로 지난 5년간 담배와 알코올에 심각하게 의존했다고 털어놓았다. 그는 이제 그런 충동이 덜 생기기를 바라며 "없애야 하는 고통들이 아직도 많이 남아 있어요"라고 말했다. 그는 이제 앞선 경험을 통해 자신에게 도움이 되는 선택을 할 수 있었다. '치유할 것인가, 말 것인가?'

EFT로 중독을 치료하려면 본인의 의지력도 중요하지만, 다른 심각한 질병과 마찬가지로 꾸준하고 지속적으로 EFT를 진행해야 한다. 하지만 브렌든은 중독을 직접 다루지 않았음에도 이미 중독에서 어느 정도 벗어나고 있었다. 모든 중독의 원인은 깊이 뿌리내린 불안함이다. 브렌든은 고통스러운 사별의 기억으로 매일 괴로웠고, 그로 인해 중독이 심각한 수준에까지 이르렀다. 하지만 이제 고통스러운 장면은 영원히 중화되었고, 병원 장면 대신 즐거운 그림으로 대체되었다.

EFT의 새로운 활용 – 자신을 위한 대리 태핑

앞서 브렌든의 사례에서 영혼 소환과 융합된 에너지 기법을 매트릭스 재각인이라고 한다. 2006년에 EFT 마스터 칼 도슨이 개발한 EFT의 활용법이다. 이 기법은 과거 고통과 그것이 현재의 자신에게 미치는 영향을 중화해주고, 마음을 강력하게 다시 프로그래핑한다.

'매트릭스'는 우리 모두가 하나로 존재하는 통합 에너지의 장을 일컫는 양자역학 용어이다. 많은 사람이 특정 의식 상태에서 이 에너지 장에 접근할 수 있다고 믿는다. 매트릭스는 샤먼이 우리의 '잃어버린 부분'을 찾고 잡아오는 '장소'이기도 하다.

칼이 EFT를 진행하던 한 여성은 기억 속 자신에 대해 다음과 같이 말했다.

"너무 명확하게 보여서 기억 속에 있는 저를 태핑할 수 있을 것 같아요."

이때 칼의 본성이 혁신의 섬광을 일으켰다.

그는 혁신적 과학자들이 매트릭스는 빈 공간이 아니라, 정보의 패턴으로 채워져 있다고 주장하는 것을 알고 있었다. 존경받는 신경심리학자 칼 프리브럼Karl Pribram 박사는 기억이 우리 뇌가 아니라, 이 양자 에너지의 장에 보관된다고 주장하기도 했다. 그의 주장에 따르면 인간의 두뇌는 매트릭스에 있는 정보에 주파수를 맞추는 안테나이다.

칼의 새로운 시스템에서 이론상 트라우마를 겪은 기억 속 인물은 사실 매트릭스에 각인된 상태였다. 새샤 앨런비$_{\text{Sasha Allenby}}$와 공동으로 저술한 책 《Matrix Reimprinting with EFT$_{\text{EFT와 함께 하는 매트릭스 재각인}}$》(2010)에서 칼은 내가 몇 년간 영혼 소환을 적용하면서 깨달은 사실을 대부분 설명했다. 놀랍게도 극심한 고통이나 통증의 순간에 갇혀 버린, 우리 자신의 이미지들은 각각 독립된 개인처럼 행동한다. 그들을 성공적으로 활용하기 위해서는 일단 이 사실을 존중해야 한다. 논리적으로 설명하자면, 그 이미지들은 다양한 연령대의 우리 자신이고 나이에 따라 견해와 반응이 다르다.

이 내적 인물을 칼은 에코$_{\text{ECHO, Energetic Consciousness HOlograms}}$라고 이름 붙였다. 그들은 우리 과거에 대한 '메아리'이기도 하다. 그들은 새로운 선택과 결정을 할 때 꼭 필요하며, 결정의 당사자이기도 하다.

만약 에코들이 스스로 해결하지 않으면, 그들은 우리의 인식 깊은 곳에 잠재한 사건에 계속 갇혀 있을 것이다. 그리고 그들의 트라우마가 현재 상황에 악영향을 미칠 것이다. 그러면 우리 스스로 에너지가 지속적으로 새어 나가고 있다는 것을 느끼지 못하더라도, 하루 종일 또 일주일 내내 에너지가 빠져나간다.

극심한 스트레스를 받는 순간, 우리는 무의식적으로 어떻게 대처할지에 대해 상처 입은 기억 속 인물과 의논한다. 그런 다음 자신이 그렇게 한 것조차 모른 채 현재로 돌아온다.

이런 시도는 문제를 해결하지도 못하고, 우리 인생의 중요한 영역에서 전혀 도움이 되지도 않는다. 성공적인 해법이 아닌 것이다.

이 책 끝 부분에는 매트릭스 재각인에 대한 추가 정보를 담았다.

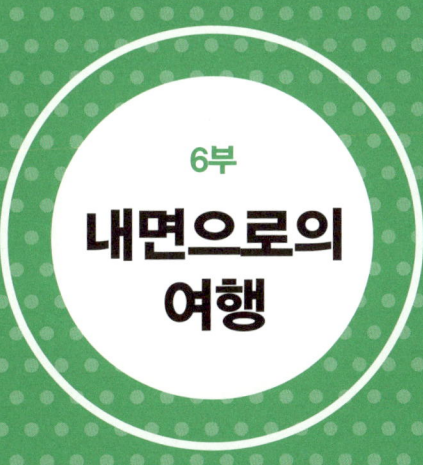

6부
내면으로의 여행

제17장
또 다른 자아와 만나다

내면의 감정과 그림은 현재 인생의 어려움을 비추는 거울이라 할 수 있다. 이 그림은 현재의 어려움을 치유할 수 있는 강력한 도구가 된다. 그런데 간혹 쉽게 이해되지 않는, 의식 속에 존재하는 신기한 현상과 마주치는 경우가 있다.

나는 내면으로의 여정을 위해 내가 보유한 두 가지 대체 요법과 수천 개의 EFT 과정을 접목했다. 이 두 가지 대체 요법은 영감을 주고 문제를 해결하는 데 높은 성공률을 보여주었다. 어떤 과정을 택하더라도 상담사는 지배적 태도가 아닌, 고객에게 자연스럽게 일어나는 과정의 안내자 역할을 해야 한다.

- 호흡 요법은 자발적으로 출생이나 그 밖에 다른 엄청난 사건을 다시 경험하게 만든다. 미국의 정신과 의사이자 의식 연구자 그리고 초개인 심리학 운동의 공동 창립자인 스태니슬래브 그로프 Stanislav Grof 박사가 개발한 시스템에서 착안했다. 그로프 박사의 저서 중 하나인 《The Adventure of Self-Discovery 자아 발견의 모험》은 내면의 발전 과정을 경험한 사람들이 소개한 41가지 비범한 이야기를 담고 있다.

- 전생 요법은 현재의 삶을 개선하기 위해 많은 초개인 심리학자들이 소개하는 방법이다. 이 방법은 다른 생애를 체험하는 듯한 엄청난 경험을 촉발한다. 나는 전생 퇴행과 치유를 위해 최면이 아닌 명상 상태를 활용하는 흐름을 따른다. 이 과정은 환생을 믿지

않는 사람에게도 적용 가능하다.

두 치유법 모두 꿈의 이미지를 자주 다루는데, 환생을 믿지 않는 사람도 자발적으로 다른 사람이 되고, 다른 곳에 있고, 다른 시대를 산다는 느낌이 든다. 한 걸음 더 나아가 그곳에서 다른 사람과 교류한다는 느낌을 고백하기도 한다. '전생의 경험'을 단순히 내면에서 일어나는 하나의 여정이 아니라 온몸으로 생생하게 느끼는 경우가 많다. 이런 이유로 죽음이 모든 것의 끝이라고 생각하는 사람은 이 치유법을 경험한 뒤 충격을 받기도 한다. 나는 과거에 《Past Lifetimes - Keys for Change 전생-변화의 열쇠》라는 저서에서 이러한 초개인 심리학 분야에 대해 서술한 적이 있다.

전생 경험이 환생을 증명하는 것은 아니지만, 다른 생애의 경험처럼 느껴지는 이런 현상은 의식 속에서 자연스럽게 일어나는 부분이다. 그리고 때로는 이 경험이 자신에게 큰 도움을 주기도 한다.

앞서 언급한 내용들은 다음에 보여주는 신비한 사례를 설명하기 위한 것이다. 다음의 사례에 대해 나는 매트릭스 재각인과 EFT 기법을 적용했다.

상담 사례

▶ **모니카**: 살려줘요, 경관님!

모니카는 매력이 넘치는 20대 회사원이다. 그런데 친절하고 아름답고 능력 있는 그녀의 마음이 내적 분열로 무너지고 있다는 것을 아는 사람은 몇 없었다. 그녀는 심각한 식이 장애에 시달렸고, 가족 관계에서도 항상 불행했으며, 자신감이 없었다. 남자 친구나 남성에 대해 유아기적 불안감을 안고 있었고, 재정 관리도 통제하지 못했다.

모니카는 자신의 인생을 지배하는 식이 장애에 EFT를 시도하기 위해 나를 찾아왔다. 그녀는 음식, 운동, 몸무게에 집착하며 지난 10년 동안 계속 식이 제한을 해왔다. 그녀에게 시도한 태핑은 큰 효과가 있었다. 일상생활에서 자신을 불편하게 만드는 감정과 식이 장애에 적극적으로 적용해 식이 제한을 중단해도 좋을 정도가 되었다. EFT 세션에 꾸준히 참석하고, 스스로 태핑을 함으로써 상태가 호전된 것이다. 내가 지나가는 말로 그녀가 느끼는 중요한 불안감의 원인을 모르겠다고 얘기하기 전까지는 그렇게 보였다.

내 말을 들은 그녀는 지난 몇 년간 이상하고 공포스러우면서도 충격적인 환각이 끊임없이 자신을 괴롭혔다고 털어놓았다. 다른 사람에게 얘기해봤자 자기 말을 믿어주지 않을 것 같고, 오히려 미쳤다고 생각할까 두려워 아무에게도 말하지 못했다고 한다.

갑작스러운 죽음과의 대면

7년 전부터 모니카는 깨어 있는 동안 이상한 경험을 하기 시작했다. 자신이 미친 게 아닌가 생각할 정도로 두려운 경험이었다. 가끔 집에 혼자 있을 때, 몇 미터 앞에 있는 방 안에서 자신을 향해 총을 겨누고 있는 괴한이 보이곤 했다. 이 환각은 매우 생생하고 현장감이 있었다. 총을 든 괴한은 검은색 옷에 검은 방한모를 쓴 육중한 모습의 중년 남성처럼 보였다.

이 환각이 일어날 때마다 모니카는 총알에 맞아 죽는 최후를 기다리며 꼼짝도 하지 못했다. 그러다가 어느 순간 괴한이 자신을 쏴 죽일까 봐 공포에 떨며 침대에서 일어나는 여덟 살 아이가 된 듯한 기분이 들었다. 그리고 얼마 후 괴한도, 아이도 모두 사라졌다.

모든 것이 생생한 그 순간 모니카는 완전히 그 아이와 혼연일체라고 느꼈지만, 환각에서 깨어나면 그 어린아이가 자신이었는지 다른 아이였는지 구분할 수 없었다.

꿈에서 시작된 환각

모니카가 기억하는 한 자신의 삶에서 이런 사건이 일어난 적은 없었다. 처음에는 꿈속에서 그 장면을 경험했는데, 점차 깨어 있을 때에도 나타났다. 어떤 영화에서도 본 적 없는 그 장면이 어느 날부터인가 갑자기 자신을 완전히 덮쳐버렸다. '언제든 뭔가 끔찍한 일이 일어날 수 있다'는 불안감이 들 때마다 괴한이 나타나 그걸 증명해주는 것 같았다.

심지어 환각이 일어나지 않을 때에도 집에 혼자 있으면 괴한이 나타날까 봐 두려워했으며, 항상 경계심을 풀지 않았다. 바보 같은 생각이라고 자신에게 거듭 말하면서도 다음번에 또 괴한이 나타나면 자신은 죽을 거라고 믿기도 했다.

이런 불안감은 마음을 편하게 해주는 음식을 탐닉하게 했고, 자연히 몸무게에도 영향을 미쳤다. 또 '옆에 남자가 있어야 해. 남자가 없는 집에, 혹은 인생을 혼자 사는 건 너무 무서워' 하는 확신을 갖게 만들었다. 이 때문에 가족 관계 문제와 남자 친구와의 감정적 문제도 생겨났다.

모니카에게는 그 괴한이 아주 생생하게 보였다. 혹시 어떤 집과 관련 있는 유령이 아닐까 생각해보기도 했다. 유령이나 전생에 대해서는 믿지 않았지만, 이 사건은 자꾸 그녀에게 알 수 없는 무언가에 직면하라고 압박하는 것 같았다.

이런 환각 증세가 처음 나타난 것은 열여덟 살 때였다. 그 후 여러 번 이사를 했지만 총을 든 괴한은 항상 그녀를 따라다녔다. 환각이 집요하게 그녀를 괴롭힌 것이다. 모니카에게 가장 급한 과제는 그 괴한을 없애버리는 것이었다. 과거 경험에서 유발된 공포심 때문에 그녀는 너무나 많은 에너지를 빼앗기고 있었다.

태핑 접근 방법

나는 매트릭스 재각인 기법으로 모니카의 경험에 직접적으로 접근했다. 먼저 환각이 나타난 장면에 집중하라고 말했다. 침대에 있는 여덟 살짜리 여자아이 그리고 앞에서 총을 겨누고 있는 괴한. 그런 다음 어른인 모니카가 그 장면 속으로 들어가 공포에 떨고 있는 아이ECHO에게 미래에서 온 사랑하는 친구라고 자기를 소개한 후 도움을 주겠다고 제안하는 상상을 해보라고 했다.

아이와 접촉하는 데 시간이 좀 걸렸지만, 곧이어 어떤 도움이라도 절박하다는 대답이 돌아왔다. 나는 모니카의 손에 위치한 경락점을 태핑하면서, 그녀가 마음속으로 어린아이에게 EFT를 해주도록 안내했다.

+ 확언   공포에 떨고 있지만, 너는 훌륭한 아이란다. 나는 너를 도우러 왔어. 지금 도움을 요청하고 있어.

+ 요약   이 공포, 이 공포…….

모니카는 마음속으로 세 라운드 태핑을 진행한 후, 아이가 "공포가 없어졌다"고 말했다며 미소를 지었다.

사라진 공포

나는 매트릭스 재각인 기법을 계속 진행했다. 모니카는 어린 에코에게 현재의 장면을 원하는 대로 바꿔보라고 했다. 바뀐 새 장면에서는 많은 경찰이 방으로 신속히 들어와 괴한의 총을 빼앗고, 그를 끌고 갔다. 이 장면에서 에코는 편안하고 행복해했다.

나는 새로운 장면과 어린아이의 기쁨을 모니카의 의식과 연결해 옛 장면을 중화된 새 장면으로 바꾸도록 했다.*

그러고 나서 모니카로 하여금 새로운 장면을 우주, 매트릭스, 우리 모두를 연결하는 양자 에너지의 그물망으로 내보내는 상상을 하도록 했다. 그 어린아이는 비록 어릴 적 모니카가 아니었지만, 아이의 이미지는 모니카가 가진 기억의 일부였고, 모니카는 그 아이와 일치감을 느꼈다.

나는 모니카에게 에코가 느끼는 공포와 연관된 기억 속 다른 인물은 없는지 물었다.

모니카는 고등학교에 입학했을 때를 기억해냈다. 어머니와 함께 집에 돌아왔더니 집에 도둑이 든 흔적이 있었다. 이것만으로도 충분히 마음이 불안했지만, 그 당시 지역 내에서 일어난 도난 사건 때 10대 여학생이 성폭행을 당했다는 소식을 들은 터라 극심한 공포를 느꼈다.

---

* 매트릭스 재각인 기법의 일부. 문제가 해결된 새로운 장면을 생생하게 경험시키고 당시의 좋은 감정과 에너지를 다시 마음에 새겨넣는 방법.

이 장면에 대해서도 나는 매트릭스 재각인 기법으로 공포를 깨끗이 제거했다. 내가 모니카의 손가락을 태핑하는 동안, 모니카는 기억 속 인물이 진정할 때까지 마음속으로 에코에게 태핑을 했다. 그런 다음 에코가 다시 안전하고 보살핌을 받는 새로운 장면을 매트릭스에 새기도록 도와주었다.

이번 세션을 통해 과거 사건에 대한 공포를 모두 제거한 모니카는 "얼떨떨하지만 안정감이 느껴진다"고 말했다.

몇 달 후, 나는 모니카에게 총기 괴한이 다시 나타났는지 물어보았다. 모니카는 잠시 생각하더니, "아! 그 총기 괴한요? 잊어버리고 있었어요. 그날 이후 한 번도 나타나지 않았거든요" 하고 말했다

- 모니카의 공포는 전생의 사건을 다시 경험한 것이었을까?
- 총기 괴한은 억압된 모니카의 기억이었을까?
- 아니면 어릴 때 본 영화 장면의 잔상이었을까?
- 어쩌면 모니카의 만성 불안이 유발한 공포의 화신이 아니었을까?
- 왜 총기 괴한은 마음의 밖에, 현실 속에서 나타나는 것처럼 보였을까?

누가 정답을 알겠는가? 이제 괴한은 사라졌다. 모니카는 그 이후로도 EFT 코치와 함께, 때로는 스스로 다른 문제에 대해서도 자주 태핑

을 진행했다. 감정적 폭식을 다루는 EFT 광고를 보고 참여한 것이 인생을 완전히 바꿔놓은 것이다. 그녀의 인생은 올라갔다 내려갔다 엄청난 기복을 겪었다. 그러나 태핑을 하면 하강하는 인생을 얼마나 빠르게 상승시킬 수 있는지 알았고, 그 상승 효과가 지속적으로 유지된다는 사실에 매우 놀랐다. 그녀는 이제 불안이 엄습할 때면 바로 태핑을 해서 해결하는 달인이 되었다. 그녀는 이 구급치료법을 평생 사용할 예정이다. 그리고 나중에 자신의 아이들에게도 가르쳐줄 생각이다. 식이 장애도 많이 개선되었다. 과거 사건으로부터 생긴 감정의 상처를 치료하는 방법을 배운 후 자신감도 높아졌고, 더 좋은 직업도 얻었다. 남자 친구와의 관계도 원만해졌다. 부모님과의 사이도 좋아져 이제 더 많은 사랑을 주고받는 성숙한 관계가 되었다. 집을 구입할 계획으로 재정 관리도 시작했다. 그녀는 이렇게 말했다.

"배우자가 있으면 좋겠지만, 이제는 혼자서도 안전하고 행복하게 살 수 있어요. EFT를 매우 감사하게 생각해요. EFT를 알지 못했다면 지금 어디서 무엇을 하고 있을지 모르겠어요. 꾸준히 노력해서 많은 발전을 이루었어요. 어제는 혼자 쇼핑센터를 돌아다니면서 '지금 나 자신에게 만족해! 내가 나인 것이 행복해! 나는 성공했어! 능력 있는 여자야!'라고 중얼거렸어요. 제가 날씬하지 않은데도 이런 느낌이 들다니, 완전히 자유로워진 기분입니다. 얼마나 기분 좋은지 말로 표현할 수 없을 정도예요."

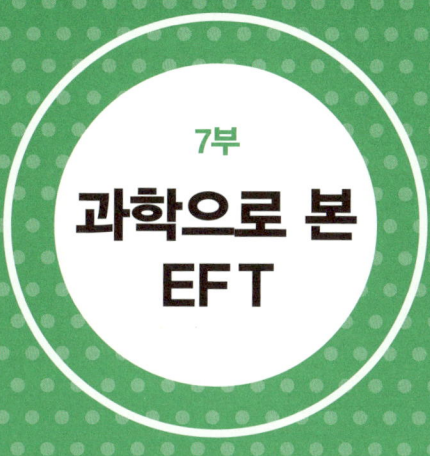

7부
과학으로 본 EFT

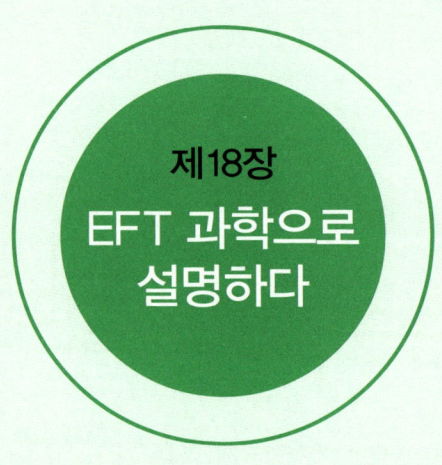

제18장
EFT 과학으로 설명하다

"과학이 비물리학적 현상을 공부하기 시작한다면, 10년 안에
지난 수십 세기보다 더 많은 발전을 이룰 수 있을 것이다."

_ 과학 천재 니콜라 테슬라 Nikola Tesla

태핑의 효과가 너무 빠르고 갑작스럽다 보니 어떤 사람은 기적이라고 생각하기도 한다. 하지만 사실 EFT는 우리가 알고 있는 생물학, 아원자亞元子 환경과 큰 연관성이 있다. EFT는 인간의 생물학적 기능이 어떻게 이루어지는지에 대한 새로운 정보가 폭발하는 시점에 등장했다.

지구는 평평하지 않으며, 태양을 중심으로 돌고 있다는 사실을 알게 된 후 과학은 오랜 시간에 걸쳐 꾸준히 발전해왔다. 더 나아가 저 멀리 어딘가에 지구와 유사한 수많은 행성이 각각 태양 주위를 돌고 있다는 사실도 밝혀냈다.

과학은 이제 우리가 살고 있는 이 우주가 멈춰 있지 않고 계속 확장하고 있다는 사실도 알아냈다. 우리는 이곳에서 우연히 살게 된 존재가 아니며 확장하고 있는 우주의 한 부분이다. 그리고 우리를 구성하는 원소들은 행성을 구성하는 원소이기도 하다.

그러므로 확장, 즉 우리가 현재 지닌 능력의 범위를 넓혀가는 것은 자연스러운 현상이다. 인류는 항상 그래 왔고, 그 과정은 점점 빨라지고 있다. 라이트 형제가 인류 최초의 비행기를 설계하고 만든 지 불과

66년 만에 인류는 달에 발을 디뎠다.

유전자 전문가이자 혁명적 신생물학의 세계 선두자인 브루스 립턴에 의하면, 지금까지도 건재하고 있는 과학 교재보다 최첨단 과학이 인류에 대해 더 많은 정보를 확립시켰다.

에너지 의학

에너지 기법의 한 종류인 EFT는 생체 에너지 의학 기법이다. 그렇다면 에너지 의학은 무엇일까? '생각을 포함한 에너지 장의 힘을 이용해 인생에 대한 양자역학적 통찰을 통해 인체의 생화학 특징을 조절하는 것', 이것이 브루스 립턴 박사가 정의한 에너지 의학의 의미이다.

인체 기능의 균형을 되찾고 재생하고 개선하는 새로운 분야인, 경락을 기반으로 하는 에너지 기법을 '에너지 심리학'이라 부른다. 이는 통합에너지심리학협회Association for Comprehensive Energy Psychology의 공동 창립자 도러시아 하버-크레이머Dorothea Hover-Kramer, 데이비드 그루더David Gruder 박사, 프레드 갈로 박사가 만든 용어이다.

통합에너지심리학협회에서는 전 세계적으로 많은 일반인과 보건 전문가가 에너지 심리학 치료 요법을 사용하고 있다고 보고한다. EFT Universe의 교육 프로그램은 미국에서 공식 승인을 받은 프로그램으로, 의료 관련 4대 직업인 의사, 간호사, 심리학자, 사회복지사에게 CME_{Continuing Medical Education}, 곧 지속적인 의료 교육을 제공하고 있다.

미국의 하버드 의과대학과 월터 리드 군의학 센터를 포함한 10개국 이상의 많은 학교와 기관에서 EFT에 대한 과학적 연구를 진행해 왔다. 프레드 갈로 박사는 자신의 책, 《Energy Tapping_{에너지 태핑}》에서 에너지 심리학이 프로이트의 정신분석, 행동주의, 인본주의적·자아초월 체계 다음으로 등장한 네 번째 군단이라고 주장했다.

서양 과학의 기초가 된 뉴턴의 과학은 세상과 인간을 많은 부품으로 이루어진 기계로 본다. 하지만 최근에는 뉴턴의 과학이 절대적 진리가 아니라는 사실을 받아들이고 있다. 약 100년 전에 알베르트 아인슈타인이 발견하고 선언했듯이, 우리와 이 세상은 모두가 에너지로 구성되어 있다.

고체로 보이는 사물을 포함한 이 세상 모든 것은 각기 다른 주파수로 진동하는 에너지이다. 모든 사물뿐 아니라 사람, 동물, 곤충 그리고 우주 전체도 에너지이다.

아원자 혹은 더 작은 미세 입자 수준에서 봤을 때 이 에너지의 장이 바로 매트릭스를 의미한다. 매트릭스 개념은 지극히 예민한 사람은 부분적으로 설명할 수 있겠지만, 대부분의 사람에게는 보이지 않는다.

언젠가 NASA는 우주에서 이 에너지 장의 일부라고 생각하는 부분을 촬영한 적이 있다. 그렇게 밝혀진 에너지 장은 가는 섬유로 만들어진 거미줄처럼 보였다.

컴퓨터 지질학자이자 미래학자인 그레그 브레이든Gregg Braden은 자신의 DVD 〈신성한 매트릭스의 언어: 시간, 공간, 기적 그리고 신념을 연결시키다〉에서 에너지 장은 이상하게도 인간 뇌의 신경회로와 흡사하다고 설명했다.

더 이상 뉴 에이지가 아니다

전 세계에서 가장 인기 많은 자연 건강 웹사이트 www.mercola.com을 운영하는 조지프 머콜라Joseph Mercola 박사는 "생명 에너지와 오라 같은 단어들을 서점의 뉴 에이지 코너에서만 발견하던 시대는 지나갔다"고 말했다.

오늘날 세계의 과학자들은 우리 건강에 엄청난 영향을 주고, 인생 자체를 통제하는 에너지에 대해 많은 연구를 진행하고 있다. 동양의 전통 의학은 이미 수천 년간 이런 전제 아래 발전해왔지만, 근시적 초점을 기반으로 한 서양의학은 이런 오래된 진리를 빨리 받아들이지 않았다. 그러나 이제 화학이 아닌 물리학을 기반으로 하는 치료가 더 효과적이라는 사실을 깨달은 임상가가 많아지고 있다. 일반 의학은 대부분 아직 이런 영역을 무시하지만, 에너지 의학이라는 용어와 경락 태핑 같은 방식은 점점 널리 퍼져나가고 있다. 머콜라 박사는 이렇게 덧붙였다.

"우리가 에너지 의학의 작용을 밝혀낼수록 생물학과 물리학의 경계는 더 희미해질 것이다."

생물리학과 생리학 전문가인 캔더스 퍼트Candace Pert 교수는 《Molecules of Emotion감정의 분자》라는 혁신적 책의 저자이다. 이 책에서 그는 의식, 마음 그리고 신체의 생화학 관계를 설명한다. 데이비드 파인스타인 박사, 도나 이든Donna Eden, 개리 크레이그와 함께 쓴 《The Promise of Energy Psychology에너지 심리학의 가능성》 서문에서 캔더스는 "에너지의 흐름을 중재하는 것은 인체의 미세한 에너지뿐 아니라 복잡한 전기화학 체계에 영향을 미치고, 에너지 통합뿐 아니라 통찰을 목표로 한다"라고 썼다. 또 에너지 심리학은 "정신의학 치료 방법에 비해 비침습적이고, 매우 구체적이며, 부작용이 없는" 뚜렷한 장점이 있다고 적었다.

2003년, 건강 연구가 크리스토퍼 헤가티Christopher Hegarty 박사는 미국 학술지 〈Explore익스플로러〉에 실은 '과학의 새로운 변환점A New Moment in Science'이라는 제목의 글에서 EFT의 빠른 확산에 대해 소개하며 이렇게 썼다.

"혁신적 발견들은 학계에서 받아들이기까지 오랜 시간이 걸린다.

예를 들어 환자가 치료를 받는 도중 위생적 환경이 필요하다는 사실을 발견하고 그걸 증명한 의사는 자신의 발견이 수십 년 동안 무시당하는 경험을 해야 했다."

이와 대조적으로 EFT는 벌써 전 세계적으로 받아들여지고 있으며, 그 속도 또한 매년 빨라지고 있다. 환자의 치료 과정에 에너지 심리학을 추가하는 의사도 점차 늘어나고 있다. 암스테르담의 의사인 가브리엘 뤼튼Gabrielle Rutten은 심지어 자신의 원래 치료 과정을 상담, 영상통화를 통한 EFT로 전면 대체했다.

가브리엘은 EFT 허브Hub에서 "저는 병원과 학교에서 의료진 및 학생들에게 EFT를 가르치는 것을 매우 좋아합니다. EFT는 완벽한 자가 치유 요법입니다"라고 말했다.

상당수 정신과 의사와 심리학자 그리고 다른 분야 의사들도 EFT를 배우고자 한다. 하지만 진료 시간의 한계 때문에 현실적으로 진단과 치료 과정에서 충분히 활용하지 못하고 있다. 나도 요즘 들어 그런 사람들에게 자주 연락을 받는다.

우리는 이미 병원을 찾는 이유의 약 80%는 감정 또는 스트레스와 관련이 있다는 사실을 알고 있다. 하지만 스트레스를 어떻게 조절하고 관리해야 하는지는 알지 못한다. 감정의 창고를 스스로 정리하는 사람은 극소수에 불과하다.

이제 대부분의 의사는 환자에게 나타난 증상만 치료해서는 안 된다는 사실을 알고 있다. 몸과 마음이 혼연일체라는 것을 이해하지 못하는 의사는 이미 배를 놓쳐버린 사람이다.

EFT를 사용하는 의사들이 기록한 사례는 www.eftuniverse.com과 www.eftmastersworldwide.com에서 볼 수 있다.

유전자는 당신을 통제하지 않는다

우리 몸속 50조~100조 개의 세포에 존재하는 유전자를 포함해 인체의 모든 부분은 EFT가 심신의 문제 해결에 성공적이라는 과학적 근거 자체이기도 하다.

립턴 박사는 인체의 생물학에 작용하는 새로운 힘에 대해 얘기하던 중 후생유전학이라는 새로운 분야의 연구에 관해 설명했다. 후생유전학은 이미 정해진 유전자가 우리 삶을 통제한다는 과학의 통념을 진부한 것으로 만들었다. 하지만 지금도 이 오래된 통념은 많은 과학 교재와 전 세대 과학자에게 여전히 남아 있다.

립턴 박사는 자신의 책 《당신의 주인은 DNA가 아니다》에서 유전자는 몇 초 사이에 활성화하기도 하고 비활성화하기도 하는 설계도라고 설명했다. 또 유전자는 운명이 아니며 영양, 스트레스, 감정 같은 환경 요인이 유전자를 조정할 수 있다고 했다.

"유전자가 생명 활동을 통제한다는 것은 추정일 뿐 증명되지 않았으며, 최근의 과학 연구가 그 기반을 약화시켰다."

이와 관련해 신생물학에서는 우리의 생각, 감정, 태도 그리고 신념 등이 유전자에 영향을 미친다는 사실을 밝혀냈다. 아울러 립턴 박사는 긍정적 태도는 건강을 증진하는 신체 반응을 일으키고, 부정적 태도는 건강하지 않은 반응을 만들어낼 수 있다고 말한다. 그의 책은 몸과 마음이 연결되는 정밀한 생물학적 경로를 자세히 설명해준다.

그렇다면 이것은 EFT와 어떤 연관이 있을까? 사람들은 인생에 대해 좀 더 긍정적 기분을 얻기 위해 EFT를 사용한다. 긍정적 기분, 즉 좋은 기분은 생리적으로 일어나는 현상이라 생각하고 지나치는 경우가 많다.

이제 당신이 좀 더 긍정적 삶을 살려는 의도로 태핑을 한다면, 에너지와 생화학 물질의 파급 효과가 온몸의 세포로 전달될 것이다. 그리고 이러한 효과가 특정 유전자의 스위치를 켜거나 끈다.

"마음의 에너지를 긍정적이며 생명을 살리는 방향으로 바꾸고, 에너지를 소모하는 부정적 생각들을 없애는 것이 건강과 웰빙에 중요하다. 하지만 단순히 긍정적 사고가 항상 신체 문제를 치유한다고는 믿지 않는다."

립턴 박사는 이렇게 주장함과 동시에 우리의 무의식 속에 저장된 행동 프로그램이 긍정적 사고를 하려는 우리의 의식을 약하게 만든다고 강조한다. 무의식의 프로그램은 여섯 살 이전에 구축되는데, 이 무의식은 의식보다 몇백만 배 강력하다. 유전자 결정론의 신화가 무너졌으니 이제는 질병의 궁극적 원인에 대해 새롭게 생각해야 한다며, 우리에게 발병하는 많은 질병의 원인은 유전자가 아닌 잘못된 믿음이라고 립턴 박사는 설명한다. 다시 말하면 질병에 대한 믿음이 건강에 매우 중요한 역할을 한다는 것이다.

우리의 믿음을 바꾸면 인생도 바꿀 수 있다. 그에 따르면 후생유전학은 자기 능력을 향상시키는 새로운 과학이다. 아울러 립턴 박사는 우리의 일상생활에 미치는 유전자와 감정의 상호작용은 상당히 크며, 그 작용이 인류 전체에 미치는 영향도 상당하다고 강조한다. 그리고 부정적 감정과 믿음을 바꾸는 EFT의 효력을 지지하면서 EFT가 유전자 활동, 건강 그리고 행동에 깊은 영향을 주는 단순하지만 강력한 과정이라고 말한다.

물질은 에너지이다

"인체가 고체로 보이긴 하지만 중심에는 에너지적 근본을 지니고 있다"라고 개리 크레이그는 말했다. 이 간단한 사실은 과학 세계에서 가장 인정받는 진실 중 하나이지만, 서양의학 치료 요법에는 아직 제대로 통합되지 않고 있다.

초기에 경락을 연구하던 소수의 서양 연구자 중 독일인 과학자 라인하르트 폴Reinhard Voll이 있었다. 그는 1950년대에 피부의 특정 부위는 다른 부위보다 낮은 전하를 띤다는 사실을 발견했다. 이 발견은 정신신경면역학이라는 분야로 정립되었다. 우리의 정신 상태가 면역력에 어떤 영향을 미치는지 연구하는 정신신경면역학은 인간의 뇌, 감정 그리고 몸이 서로 연결되어 있다고 설명한다.

20년 역사를 가진 미국의 연구 기관 하트매스HeartMath는 과거에 알지 못한 심장, 뇌, 감정, 유전자 그리고 우리가 겪는 현실 간의 상호작용을 발견했다. 더불어 양자역학이 당신과 나 같은 인간에 대한 새로운 그림을 그리는 데 밑받침이 되는 지식을 제공한다.

우리는 처음부터, 궁극적으로, 에너지적 존재이다.

더 이상 판타지가 아니다

치유에 대한 대체 체계와 형이상학 체계는 앞서 소개한 두 가지 관점을 오랜 시간 동안 지지해왔다. 과학은 이제 그 과정을 규명하며 더 많은 문제를 해결하는 길을 열고 있다.

처치 박사는 과거 유전자 결정론보다 앞선 300건의 과학 연구를 그의 책 《The Genie in Your Genes: Epigenetic Medicine & New Biology of Intention 유전자 안의 지니: 후생유전학과 의도의 신생물학》에 요약해 수록했다.

우리가 하는 모든 생각은 몸의 결합조직에 영향을 미치고, 우리의 유전자 스위치를 켰다 껐다 하면서 스트레스 반응 또는 치유 반응을 일으킨다. 의식의 변화는 몇 초 후면 바로 유전자에 영향을 미친다.

"이러한 통찰은 의식 변화를 의학적 목적으로 치료에 적용할 수 있게 만들었다."

처치 박사가 운영하는 비영리재단인 영성의학기관 Soul Medicine Institute 은 치유 과정에서 의식과 에너지를 우선으로 사용하는 과학 기반의 의료 과정을 진행한다. 이 분야를 깊이 연구하는 동안 그는 EFT의 지지자가 되었다. 그는 미국심리학협회가 출간하는 여러 매체의 학술지에 EFT에 대해 쓰는 등 EFT와 관련한 연구에도 상당한 노력을 기울이고 있다. 아울러 그의 책에서도 자신의 EFT 성공 사례를 소개했다.

EFT에 대한 과학적 연구

전 세계의 EFT 사용자가 이뤄낸 수많은 성공 사례는 의학과 심리학으로부터 지지를 얻어내기 위한 명백한 증거이다.

제1장에서 언급했듯이, 2010년에 처치 박사와 동료 EFT 지지자인 데이비드 파인스타인 박사는 미국 국회에서 EFT의 성공 사례를 발표했다. 단 두 번의 EFT 과정으로 외상 후 스트레스 장애를 치유한 해병대 장교의 사례를 발표한 것. 이후 미국 국방부에서의 발표와 국회 위원회에서의 증언이 있었다. 두 사람과 EFT 애호가들의 노력으로, 월터 리드 군의학 센터와 컬럼비아 퍼시픽 의료 센터에서 두 건의 대규모 대조군 연구를 착수할 수 있었다. 미국 정부 관계자들은 EFT의 다음과 같은 사례에 관심을 보였다.

- 전화 또는 영상통화로 EFT 개인 과정을 실시한 후, 외상 후 스트레스 장애 증상이 많이 개선되었다는 참전 용사 수백 명의 경험.
- 참전 용사와 그 가족이 트라우마를 치료하기 위해 EFT를 받는 모습과 그 결과를 담은 다큐멘터리 〈감정 자유화 작전-그 응답〉 (2010년 제작).

처치 박사의 '이라크 참전 용사 스트레스 프로젝트'에는 EFT 코치들이 외상 후 스트레스 장애로 고통받는 군인들을 치료하기 위해 참여하고 있다. 미국 재향군인회에서는 공식적인 것은 아니지만, EFT를 활용하는 치료사 수가 늘어나고 있다. 2011년에는 미국에서 가장 큰 군 의학 전문가 모임인 군대보건학회 Armed Forces Public Health Conference에서 EFT 시범을 선보이기도 했다.

폭넓은 연구 영역

다음에 나열한 연구와 실험 이외에도 이미 EFT에 관한 과학 연구와 실험을 많이 진행했다. 이와 관련한 정보를 더 자세히 보고 싶다면 www.eftuniverse.com 혹은 www.energypsych.org를 참고하기 바란다.

- 이 분야의 전문 학술지로는 〈Energy Psychology: Theory, Research & Treatment〉가 있다(www.EnergyPsychology Journal.org 참고).

- 전문가들이 인정한 논문: 참전 용사의 외상 후 스트레스 장애, 음식 갈망 제거, 섬유근육통, 다양한 종류의 공포증, 시험 보기 전 초조함, 뇌 손상, 정신 문제 그리고 공포증을 다룬다.

- 과학 학회: 9·11 테러 생존자를 비롯해 사람들이 겪는 공포증, 중독, 정신적 증상, 외상 후 스트레스 장애를 포함한 감정적 트라우마, 초조함, 우울증, 의료업 종사자의 갈망과 고통 등을 연구한다.

- 에너지 심리학 연구와 실험: 시력 문제, 적절한 영양, 성욕, 스포츠 능력, 치과 환자의 불안, 유전학 연구 등에 대한 EFT의 영향을 다룬다.

- EFT와 인지 행동 치료: 외상 후 스트레스 장애 증상의 에너지 심리학

치료와 인지 행동 치료 효과를 비교한 연구 결과, 에너지 심리학 치료가 우월하게 나왔다(90% vs. 40%). 데이비드 파인스타인 박사는 "이 결과를 접한 사람들은 왜 정신 건강 분야에서 에너지 심리학을 적극적으로 받아들이지 않는지 의아해할 것이다. 우리도 그것이 궁금하다!"라고 말했다.

- 몸무게와 음식 갈망 감소: 호주 퀸즐랜드 지방에 위치한 그리피스대학교 의과대학에서 비만 또는 과체중인 96명의 어른을 대상으로 진행한 EFT의 음식 갈망 줄이기 효과 연구가 이루어졌다. 페타 스테이플턴 박사는 실험 시작 4주 후 대조군보다 실험군의 음식 갈망이 줄었다는 사실을 발견했다. 이때부터 대조군에도 EFT를 적용했다. 12개월 후 EFT를 꾸준히 한 모든 사람은 몸무게가 줄었으며, 음식 갈망도 상당 부분 감소했다.

- 르완다 전쟁 어린이 희생자 돕기: 르완다에서 종족 분쟁 때문에 트라우마를 겪은 50명의 청소년을 대상으로 20~60분짜리 에너지 심리 치료 과정을 진행한 적이 있다. 여기에 참여한 청소년들은 단 한 번의 경험으로 대단한 효과를 얻었다. 트라우마 회상부터 폭력에 이르는 다양한 증상에 많은 개선을 보였다. 이 연구 결과는 미국심리학협회 학회지에 '심리 치료로 유전자 발현 조정하기'라는 제목으로 발표되었다. 르완다의 집단 학살로 고아가 된 아동들을 대상으로 수행한 다른 EFT 프로그램도 트라우마를 성공적

으로 낮추었다.

- **극적인 혈액 변화 사진**: 치료 전후 사진이 담긴 일화적 보고는 현미경을 통해 생혈을 관찰한 결과, 연전 현상rouleaux clumping을 보인 몇몇 사람을 다루었다. 연전 현상은 적혈구 세포가 하나씩 독립적으로 원활히 흐르지 않고 혈구끼리 들러붙어 뭉치는 상태로, 모세혈관 순환에 장애를 일으킨다. 통상적으로 건강 기능 식품을 몇 개월간 섭취하면 좋아진다. 그리고 이 경우 몇 분의 EFT 태핑을 적용한 결과, 상태가 좋아져 치료 후 사진에서 적혈구 양상이 극적으로 호전되었다. www.eftuniverse.com에서 사진들을 확인할 수 있다.

- **건강 전문가의 자가 치료**: 미국에서 열린 5개 전문 학회에서 참석자 216명은 두 시간의 EFT 과정을 경험했다. 의사, 심리학자, 카이로프랙틱 치료사, 간호사, 대체 의학 전문가 등이었다. 개인 문제 중 신체 통증, 트라우마 기억 그리고 갈망을 다루었다. 그중 53%를 대상으로 증상에 대한 추이 관찰을 실시했는데, 61%가 학회 이후에도 다시 EFT를 사용했다. 자신의 치료 과정을 보고한 한 참석자는 치료 대상이던 통증과 감정적 불편함, 갈망 문제 외에도 많은 긍정적 발전이 있었다고 했다.

- **극심한 불안 장애를 위한 뇌 단층촬영**: 호아킨 안드레드Joaquin Andrade는 경락점에 대한 의학 연구를 깊이 하기 위해 자주 중국을 여행하

는 남아메리카의 연구자이다. 아르헨티나와 우루과이에서 3만 1,400명의 환자를 대상으로 14년 이상 진행한 에너지 심리 치료의 초기 책임연구원이기도 했다. 이 연구에서 극심한 불안 장애로 열두 번의 에너지 심리 치료 세션을 받은 환자의 뇌 단층촬영 사진은 엄청난 변화가 나타나 거의 정상에 가까운 소견을 보였다. 데이비드 파이스타인 박사는 《The Promise of Energy Psychology 에너지 심리 치료의 전망》이라는 저서에서 "임상·연구 결과가 매우 놀라웠다"며 "차후의 연구가 초기 결과를 확증할 경우 에너지 심리학은 일상적으로 흔히 쓰는 용어가 될 것이다"라고 썼다.

우리는 태핑을 통해 더 똑똑해질 수 있을까?

EFT를 사용하는 사람을 관찰한 두 명의 바이오 피드백 전문가는 태핑을 하는 사람들의 뇌에서 놀라운 관찰을 했다고 www.emofree.com에 보고했다.

BCIAC 펠로인 개리 그로스벡 Gary Groesbeck과 도나 바하 Donna Bach는 개리 크레이그를 비롯한 여러 명의 EFT 전문가가 자원자에게 EFT를 할 때 바이오피드백을 적용해보았다. 이는 EFT의 효능을 측정하고 투명하게 보여주고자 하는 프로젝트의 일부였다.

개리 그로스벡은 "바이오피드백은 심장박동 수와 뇌파 그리고 다른 신체의 생물학적 기능 등을 관찰하면서 운동 능력을 개선하고, 신체적·정신적 건강의 증진을 돕는 목적으로 활용하고 있다"라고 설명했다. 그리고 "개리 크레이그와 함께 작업하며 우리는 태핑 현장에서 바이오피드백의 소견을 즉각적으로 관찰할 수 있다는 놀라운 사실을 발견했다"고 덧붙였다.

태핑을 하는 사람이 자기가 말하는 내용이 감정을 불러일으키고 있음을 의식하지 못할 때도 바이오피드백 모니터에는 감정의 동요를 감지하는 뇌파 소견이 관찰되었다.

다음은 EFT의 효과에 대한 바이오피드백 소견을 요약한 것이다.

① 기분이 나아지고, 지적 능력이 향상된다.
② 뇌가 더 잘 작동하면서 파동이 안정된다.
③ 좌뇌와 우뇌의 협동이 잘된다.
④ 화난 마음이 진정된다.
⑤ EFT는 뇌를 가장 높은 성능 수준으로 끌어올린다.

마지막 항목을 보면 무궁무진한 탐험의 가능성이 엿보인다.

EFT를 병행한 매트릭스 재각인 기법은 캘리포니아에 위치한 UCLA 대학의 세멜 신경정신과학연구소 및 병원Semel Neuropsychiatric Institute &

Hospital에서 주목을 받았다.

그곳에서 과학자들은 매트릭스 재각인과 베타 뉴로피드백Beta Neuro-feedback* 연구를 함께 진행했다. 초기 결과에서는 파킨슨병, 뇌졸중, 치매 등 환자의 신체 기능을 상당히 향상시킬 수 있는 가능성을 발견했다.

또 베타 초기화 체계Beta Reset System는 해결되지 않은 감정 문제의 영상 소견을 보여주고, 그 문제를 매트릭스 재각인 기법으로 치유했다.

EFT의 작용 원리는 무엇인가?

끝으로, 과학 애호가를 위해 개리 크레이그의 예전 웹사이트에 실린 물리학자 마이크 라이트Mike Wright의 견해를 요약해서 소개한다.

"태핑은 피부를 두드리는 동작을 통해 기계적 에너지를 만들어내는 것이다. 그 에너지는 전기 에너지로 전환되어 세포 기관들에 전해진다. 즉, 힘줄과 근육을 싸고 있는 근막에 영향을 주는 것이다."

---

* 바이오피드백의 일종. 특정 뇌파가 뇌에서 비정상적으로 발생할 때 긍정적 뇌파 형태로 변화시키는 두뇌 훈련 기법.

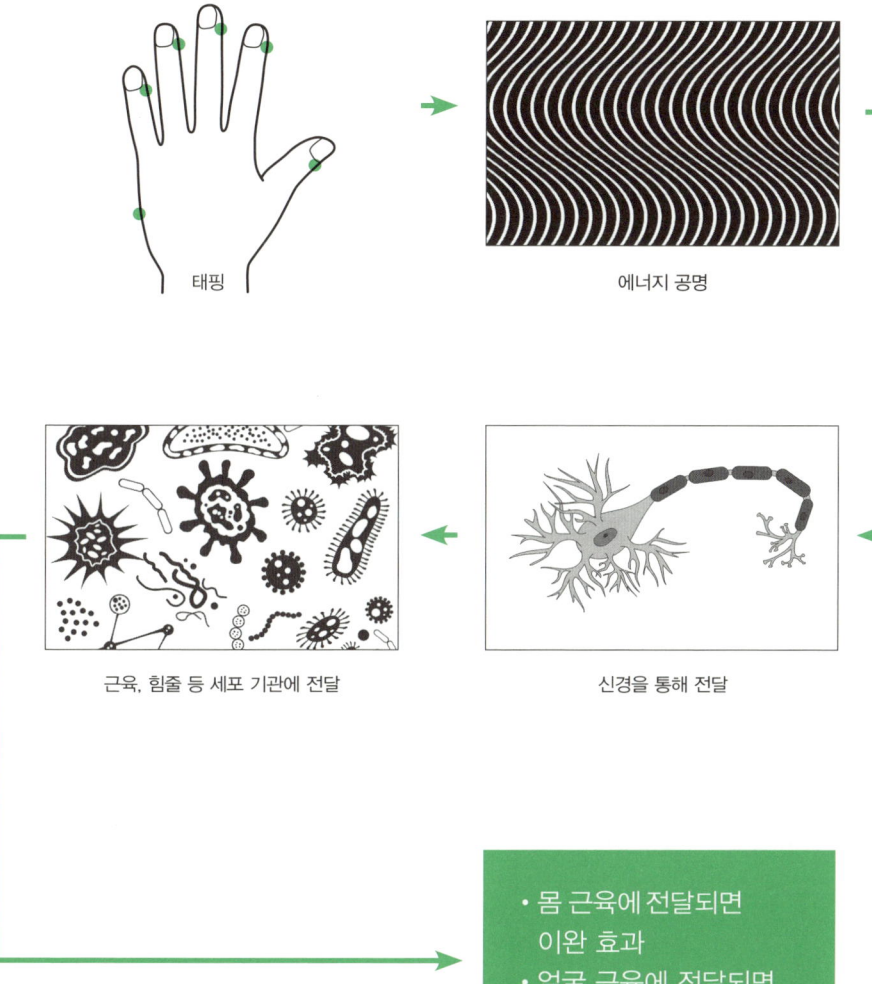

그리고 이 전기적 신호는 반송파carrier wave* 역할을 한다. 조절이 끝난 정보가 운송자에 담기기 때문에(베어든) 조율은 매우 중요하다(캘러핸). 조절한 신호는 방해를 일으키는 양자 상태의 중첩을 무너뜨린다(매카티와 고스와미). 이렇게 해서 시스템의 출력(행동, 표정, 작용 등)에 빠른 변화가 일어난다.

EFT는 새로운 출발

EFT의 다양한 결과는 과학이 도전해야 할 새로운 목표를 제시한다. 이러한 결과들이 정확히 어떻게 일어나는지 원인과 효력을 아직 완전하게 규명하지 못했지만, 1990년대 초반부터 현재에 이르기까지 안전하고 효과 있는 방법으로 사용하고 있다.

에너지 테크닉은 인류에게 새로운 기준을 예고한다. 지속되는 불행, 자신에 대한 과소평가, 부진한 능력 발휘, 낮은 성취 등 우리가 가진 잠재적 가능성을 다 발휘하지 못하거나 질병 등 신체적 증상으로 고통받는 것에 대해 "안 될 줄 알았어. 그게 바로 나야" 하는 말은 이제 더 이상 타당한 사유가 되지 않는다. 내면의 평화에 도달한 우리는

---

* 어떤 정보 파동을 멀리 방송할 때 공중의 다른 파동들의 방해를 받지 않고 전달하기 위해 일종의 운반 역할을 하는 고주파에 합쳐서 실어 보내고, 받는 쪽에서 정보 파동만 추출해서 사용한다. 운반 역할을 하는 고주파를 반송파라고 한다.

더욱 차분해지고 주변 사람들에게도 더욱 안전한 사람이 된다.

가만히 앉아서 변화를 기다리거나 치료를 받는 것이 지금까지 우리에게 주어진 해결책이었다면, 이제는 우리 손안에 해결책이 있다. 어떻게 살고 느낄 것인지 직접 선택할 수 있는 실용적이고 즉각적 힘이 우리에게 생긴 것이다. 그 중심에 감정 자유 기법, EFT가 있다.

태핑을 하라!

아픔을 치유하고 한계를 극복하고 당신의 소중한 인생을 최대한 활용해야 한다. 다른 사람들도 당신의 경험을 통해 배울 것이다. 세상을 도울 수 있는 정말 좋은 방법이 태핑임을 명심하라.

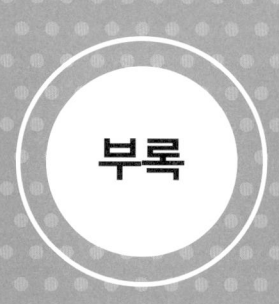

부록 A

저자 애니 오그레이디는 공인된 마스터 EFT 트레이너(AAMET, U.K.), 공인 EFT 중급-1 전문가(EFTU, U.S.A.), 공인 매트릭스 재각인 전문가다.

- 전화번호: +61 448 338 289
- 이메일: annie@eftemotionalhealing.com
- 웹사이트: www.eftemotionalhealing.com

애니는 남호주의 애들레이드시에 살며 호주 안팎에서 일대일 상담, 전화 또는 스카이프 개인 세션에서 그리고 그룹으로 EFT 코칭을 한다. 매달 무료 EFT 뉴스레터를 배포하고 있다.

자기 계발 분야의 글도 많이 쓰며 EFT 시범, 강의, 워크숍, 주말 피정, 일반 대중을 대상으로 하는 교육 프로그램 등을 운영한다. 요청이 있을 경우 특별한 단체와 모임을 갖기도 한다. 애니는 25년간 호주에서 대체 자연 치료사, 트레이너, 저자 그리고 교육자로 활동했으며 수천 명의 사람을 치유하고 제자를 배출했다.

그녀는 초개인 심리학 분야의 전문가이고, 관련 치료 방법에 폭넓은 경험을 갖고 있다. 오랜 시간 동안 미국의 정신과 의사이자 의식 연구가인 스태니슬래브 그로프 박사가 개발한 '전체 지향 호흡 요법 holotropic breathwork' 자격증을 소지한 트레이너로도 활동했다.

《Past Lifetimes-Keys for Change 전생-변화의 열쇠》의 저자이고 전생 요법을 개발해 수년간 전문가를 육성했다.

2005년 '의식의 절정 상태' 방법론 훈련 수업을 하기 위해 EFT 과정이 필요하다는 조건 때문에 처음으로 인터넷에서 EFT를 접했다. 개리 크레이그의 교육 자료를 통해 EFT를 배우고 고객과 EFT를 사용한 후, EFT 전문 상담가가 되어 현재까지 계속 활동하고 있다.

EFT 마스터 등 세계적 전문가들과 함께 자신의 에너지 기법을 주기적으로 보강하며 업데이트한다. 아울러 EFT로 매트릭스 재각인 자격을 보유하고 있으며, 현재 'MetaHealth 정신·신체 진단'에 대해서도 공부하고 있다.

과거에 기자로 일한 경력이 있으며, 세계적으로 몇 편의 소설을 출판했고, 라디오 드라마 작가로도 활동했다.

"저는 이야기를 사랑해요. 지금은 사람들이 자신의 이야기를 새롭게 만들어 더 많은 행복, 평화, 성취감을 이룰 수 있도록 돕고 있어요. 그러면서 제 이야기도 매일매일 아름답게 채워가고 있습니다."

부록 B

더 높은 수준의 EFT를 배우는 방법

- 전문 EFT 코치와 세션에 참여 또는 전화
- AAMET_{Association for the Advancement of Meridian Energy Techniques}에 있는 국제 EFT 전문가 안내 책자 활용(www.aamet.org 경락테크닉발전협회)
- 공인 EFT 코치의 개인 웹사이트 탐방, 무료 이메일 소식지
- EFT 코치의 저서 참고
- EFT 워크숍, 수업, 포럼, 모임, 교육 참여
- 인터넷 EFT 세미나와 강의 참여, 동영상과 오디오 참고
- EFT 창시자 개리 크레이그의 사이트 www.emofree.com과 무료 이메일 소식지

  이 외에도 인터넷에서 많은 무료 정보를 접할 수 있다.

EFT 인터넷 자료

- 태핑 솔루션: www.thetappingsolution.com
- EFT 허브 오디오: www.efthub.com
- EFT 마스터 웹사이트: www.eftmastersworldwide.com
- 다큐멘터리 DVD: 〈The Tapping Solution 태핑 솔루션〉. 심각한 문제를 가진 10명의 사례로, 4일간의 EFT 피정 경험과 그 후의 추이 관찰을 기록한 것

이다. www.thetappingsolution.com에서 찾아볼 수 있다.
- 참고 도서: 《Discover the Power of Meridian Tapping경락 태핑의 힘을 발견하라》 EFT 마스터 퍼트리샤 캐링턴Patricia Carrington 박사
- 다큐멘터리 DVD: 〈Operation Emotional Freedom The Answer감정 자유와 작전-그 응답〉. 외상 후 스트레스 장애를 앓고 있는 참전 용사와 그 가족들의 5일간 EFT 피정과 추이 관찰 이야기. www.operation-emotional freedom.com에서 볼 수 있다.
- 이라크전 참전 용사 스트레스 프로젝트: 도슨 처치 박사가 주관했다. www.stressproject.org에서 확인할 수 있다.

그 밖의 EFT 참고 도서

다음은 아마존닷컴이나 다른 온라인 서점 또는 오프라인 서점에서 구입할 수 있는 추천 도서이다. EFT 창시자인 개리 크레이그의 저서 중에는 체중 감량, 요통, 외상 후 스트레스 장애, 골프 등의 스포츠 기량 향상 등에 관한 것도 있다.

- 《EFT ManualEFT 매뉴얼》 도슨 처치Dawson Church
- 《The Tapping Solution태핑 솔루션》 닉 오프너Nick Orftner
- 《The Tapping Solution for Weight Loss and Body Image체중 감량과 보디 이미지를 위한 태핑 방법》 제시카 오트너Jessica Ortner
- 《Matrix Reimprinting with EFTEFT로 매트릭스 재각인하기》 칼 도슨과 새새

앨런비Karl dawson & Sasha Allenby

- 《Transform Your Beliefs, Transform Your Life by EFT EFT로 당신의 신념을 바꿔서 당신의 인생을 바꿔라》 칼 도슨과 케이트 매릴라트Kate Marillat
- 《Clinical EFT Handbook Vols 1 and 2, ed.임상 EFT 핸드북 1권, 2권》 도슨 처치와 스테파니 마론Stephanie Marohn

중증 질환을 위한 EFT 자가 치유법

- 에마 로버츠Emma Roberts의 저서 《Even Though I Hare Caneer…나는 암에 걸렸지만…》 www.theeftcentre.com에서 확인할 수 있다.

EFT의 과학 원리에 대한 책

- 《The Biology of Belief당신의 주인은 DNA가 아니다》 세포생물학자 브루스 립턴Bruce Lipton
- 《The Genie in Your Genes당신 유전자 속의 지니》 과학 저술가 도슨 처치
- 《The Promise of Energy Psychology에너지 심리학의 미래》 혁신가들인 데이비드 파인스타인, 도나 이든, 개리 크레이그 공저

이 분야의 전문 학술지

- Energy Psychology: Theory, Research & Treatment(www.EnergyPsychologyJournal.org)

훈련 과정

남호주

저자 애니 오그레이디가 진행하는 훈련, AAMET EFT 레벨 1·2·3 그리고 EFT 전문가 과정 EFT 레벨 1·2

www.eftemotional.com 참고.

전 세계

- EFT Universe

  www.eftuniverse.com

- ACEP(Association for Comprehensive Energy Psychology)

  www.energypsych.org

- AAMET(Association for the Advancement of Meridian Energy Techniques)

  www.aamet.org

매트릭스 재각인 훈련

- EFTMRA www.matrixreimprinting.com

- EFT 마스터 칼 도슨: 국제적으로 직접 강의하거나 DVD를 통해 가르친다.

- 새샤 앨런비: 국제적으로 강의하거나 DVD를 통한 교육을 진행한다.

- 호주와 뉴질랜드에서는 캐럴라인 폴젠Caroline p;aulzen이 교육을 진행한다.